АЛОЭ
ЧИСТОТЕЛ
КАЛАНХОЭ

ЛУЧШИЕ РЕЦЕПТЫ
НАРОДНОЙ МЕДИЦИНЫ

Составитель Ю. Николаева

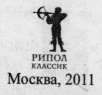

РИПОЛ
КЛАССИК

Москва, 2011

УДК 633.7/.9
ББК 28.5
А45

Составитель *Ю. Н. Николаева*

А45   **Алоэ, чистотел, каланхоэ.** Лучшие рецепты народной медицины / [сост. Ю. Н. Николаева]. – М. : РИПОЛ классик, 2011. – 192 с. – (Природный защитник).

ISBN 978-5-386-03378-1

Рецепты приготовления народных средств из алоэ, чистотела и каланхоэ известны человечеству с давних времен. Однако эти дары природы не утратили своего значения в народной медицине и по сей день.

В этой книге собраны рецепты, используемые в народной медицине для лечения самых различных заболеваний дыхательной системы, органов пищеварения, печени и желчевыводящих путей, почек и мочевыводящих путей, гинекологических заболеваний, кожных заболеваний, заболеваний сердечно-сосудистой системы, а также для лечения ожогов, ран, укусов и травм.

УДК 633.7/.9
ББК 28.5

При составлении данного издания использовались материалы ООО «Абсолют-Юни»

ISBN 978-5-386-03378-1

Введение

Рецепты приготовления народных средств из алоэ, чистотела и каланхоэ известны человечеству с давних времен. Еще великий целитель древности Авиценна считал чистотел одним из тех растений, которые «способны сильно очищать», т. е., говоря современным языком, проявлять ярко выраженные бактерицидные и противовоспалительные свойства. Среди рецептов Авиценны есть описание средств из чистотела, предназначенных для снятия зубной боли, избавления от бельма на глазу, желтухи и многих других заболеваний.

Воздавал должное чудесным свойствам растений и основоположник фармации Клавдий Гален, написавший два сборника о свойствах лекарственных трав.

В народной медицине до наших дней используют лекарственные препараты на основе чистотела, алоэ и каланхоэ.

Млечный сок и порошок из листьев чистотела применяют в качестве наружного средства для выведения папиллом, мозолей и бородавок, а также для лечения сыпи, грибковых поражений кожи, гнойных ран и язв. Отвар и настой чистотела часто употребляют в качестве желчегонных, мочегонных, слабительных и болеутоляющих средств.

Для лечения кожных заболеваний используют мази, приготавливаемые из порошка, сока, свежей травы и спиртового экстракта чистотела.

Сок алоэ используют для заживления трещин сосков у кормящих матерей, лечения афтозных стоматитов и гингивитов, профилактики и лечения пролежней. Также сок алоэ применяют для полоскания ротовой полости при воспалении ее слизистой оболочки и десен, при хронических тонзиллитах. Алоэ входит в состав многих лекарственных сборов для лечения самых разных заболеваний. Наверное, именно поэтому растение в народе прозвали домашним доктором.

Сок каланхоэ в кратчайшие сроки способен очищать раны и язвы от гноя и некротических тканей. Сроки заживления ран при использовании сока этого растения сокращаются в 1,5−2 раза, и это научно доказано. Положительные результаты лечения каланхоэ заставляют многих людей отказываться от всех других видов лечения, отдавая предпочтение этому богатому целебными свойствами «домашнему доктору». К примеру, немецкий писатель Иоганн Вольфганг Гёте, был уверен в том, что «детки» каланхоэ способны омолодить организм, а потому ежедневно употреблял их в пищу. В некоторых странах каланхоэ считали лекарством от туберкулеза и язвы желудка, активно добавляя его во многие ресторанные блюда, стоимость которых была гораздо выше, чем у обычных, приготовленных без добавления этого растения.

В настоящей книге собраны рецепты, используемые в народной медицине для лечения самых различных заболеваний, а также применяемые в косметологии и кулинарии. Однако, выбирая то или иное средство, нужно помнить, что, прежде чем использовать тот или иной рецепт, необходимо ознакомиться с приведенными ниже рекомендациями и правилами:

1. Все рецепты, приведенные в этой книге, рассчитаны только на взрослых людей. Если в лечении нуждаются дети, вам понадобится предварительная консультация педиатра, в т. ч. и в случае наружного применения.

2. Ни при каких обстоятельствах не следует превышать норму приема лекарственного средства или повышать концентрацию настоя или спиртового экстракта.

3. Лечение чистотелом можно начинать только в том случае, когда вам точно известен диагноз. Внутренний прием любых препаратов чистотела противопоказан при стенокардии, ишемической болезни сердца, гипотонии и беременности. Не рекомендуется принимать препараты чистотела после перенесенного инфаркта миокарда, а также при общей сонливости и диарее.

ОБЩИЕ СВЕДЕНИЯ О РАСТЕНИЯХ

Из-за внешнего вида алоэ сравнивают, а иногда и путают с разновидностью кактуса, даже не догадываясь, что родственники этого растения — тюльпаны и гиацинты. Алоэ относится к надпорядку лилейных (Lilianae) — старинное арабское название.

Само же семейство лилейных, как и еще 4 надпорядка и 14 порядков, относится к подклассу лилииды. В надпорядок лилейные также входят 2 порядка — лилейные (Liliales), которые включают в себя семейства лилейные (Liliaceae), асфоделовые (Asphodelaceae) и др.

Лилейные — многолетние (редко однолетние) травы и древовидные растения с цельными листьями и цветками, собранными в соцветия. Тычинки двухклеточные, пыльцевые зерна однобороздные с простой, изредка трехлучевой бороздой. Как правило, у цветка бывает шесть тычинок, но в некоторых случаях может быть пять, четыре и даже меньше.

Семейство асфоделовых состоит из 42 родов и 1500 видов, наиболее распространено в Австралии, Южной и тропической Африке, на Маскаренских островах, Мадагаскаре, в Средиземноморье, Европе, Средней Азии, на Новой Гвинее, в Центральной и Южной Америке, а также на юге Северной Америки.

В семейство асфоделовых входят многолетние травы, древовидные и кустарниковидные растения.

Около половины растений этого семейства — листовые суккуленты. Одной из самых известных является триба алоэвых, куда входит 4 рода и более 600 видов. Большинство растений в этом роде суккулентные ксерофиты — растения, которые имеют толстые, мясистые, как правило вечнозеленые, листья, большая часть их состоит из бесцветной паренхимы, которая располагается на плоской узкой хлоренхиме ассимилирующей ткани.

Одним из самых крупных и широко известных родов трибы алоэвых является род алоэ (Aloe), в котором насчитывается около 350 видов. Наиболее богаты разновидностями алоэ Трансвааль и Капская область, а также Сомали и Эфиопия в тропической Африке, кроме того, острова Сокотра и Макронезия.

Особенно распространено алоэ в районах с жарким и сухим климатом: например, в пустыне Намиб и на севере плоскогорья Намакваленд в Юго-Западной Африке образовались своеобразные алоэвые пустыни и полупустыни. Многие виды алоэ предпочитают расти в саваннах, на песчаных и каменистых почвах, часто среди крупных камней. Нередко алоэ является ландшафтным растением. По своему внешнему виду алоэ очень разнообразны: преобладают среди них многолетние травы, но встречаются также древовидные и кустарниковидные, и даже лианы.

У некоторых народов Ближнего Востока с древних времен сохранился обычай вешать алоэ над входом в жилище, особенно если дом новый. Раньше это было связано с тем, что растению приписывали магические свойства. Считалось, что алоэ способствует долголетию и процветанию дома и его обитателей. Этот обычай сохранялся в Египте до середины XIX в., однако кое-где существует и в настоящее время.

На древнейшем из всех семитских языков — аккадском — алоэ настоящее обозначалось как si-bu-ru, от него и произошло арабское sabr, или saber, что переводится как «терпение», «выносливость». Теперь словом «si-bu-ru» называют густой, упаренный сок, получаемый из листьев алоэ.

Лечебные свойства алоэ

Лечебные свойства алоэ были открыты более 3300 лет назад. Известно, что в старинный эликсир долголетия входил выпаренный из листьев алоэ сок — сабур. В Европе алоэ появилось лишь в 1700 году. Его привезли вместе со своими товарами арабские купцы.

Сочные листья алоэ богаты витамином С, микроэлементами, минеральными солями и другими ценными веществами. Сок алоэ — это мутноватая светло-зеленая жидкость, обладающая горьковато-кислым вкусом и пряным запахом.

Лабораторные исследования доказали, что сок алоэ обладает бактерицидным и антисептическим действием. При обработке раны препаратом, содержащим сок алоэ, воспалительный процесс прекращается, а рана быстро заживает. Особенно эффективен сок алоэ против возбудителей гнойных инфекций. Именно поэтому средства на основе сока алоэ широко применяют при лечении ожогов, гнойных ран, трофических язв, флегмон, абсцессов, гнойничковых заболеваний кожи.

Народная медицина рекомендует применять сок алоэ при образовании трещин сосков у кормящих матерей, для лечения афтозных стоматитов и гингивитов, для профилактики и лечения пролежней. Также сок алоэ используют для полоскания ротовой полости при воспалении ее слизистой оболочки и десен, при хронических тонзиллитах. Алоэ входит в состав многих лекарственных сборов для лечения самых разных заболеваний. Наверное, именно поэтому растение в народе прозвали домашним доктором.

Действие алоэ объясняется наличием в нем биогенных стимуляторов, образующихся в его листьях, выдержанных в темноте при температуре воздуха от 4° до 8 °C в течение 12 суток.

Алоэ успешно применяется как в народной, так и в официальной медицине при анемии, бронхиальной астме, язвенной болезни желудка и двенадцатиперстной кишки, хронических гастритах и еще при десятках различных заболеваний, когда необходимо усилить сопротивляемость организма.

В домашних условиях распространено прикладывание свежих надрезанных листьев алоэ к инфицированным ранам, фурункулам, ожогам. В домашних условиях готовят настойки, отвары, настои, лечебные чаи с добавлением сока или листьев алоэ.

Алоэ значительно повышает эффективность воздействия на человеческий организм того или иного травяного лекарственного сбора. Поэтому в книге вы встретите множество комбинированных рецептов из сухого растительного сырья и свежих измельченных листьев алоэ или сока растения.

Для приготовления отвара, настоя, настойки или сока листья алоэ предварительно тщательно измельчают. В рецептах количество листьев алоэ дано в столовых ложках. Это означает, что листья должны быть мелко нарезаны и только потом отмерены ложкой. Измельченное сырье следует брать в строгом соответствии с рецептом.

Хотя алоэ и зарекомендовало себя как эффективное средство при лечении различных заболеваний, необходимо помнить о неожиданном и нежелательном действии активных веществ любого растения при их высокой концентрации. При самостоятельном лечении любого заболевания следует проявлять осторожность. Прежде чем применять домашние средства, приготовленные на основе алоэ, необходимо проконсультироваться со своим лечащим врачом.

Выращивание алоэ

Алоэ — нетребовательное растение, но все же и ему следует уделять немного внимания. Есть несколько универсальных правил, которых надо придерживаться при желании вырастить красивое и здоровое растение.

1. Использовать легкую почвенную смесь с кирпичной крошкой и древесным углем.

2. В зимний период необходимы редкий полив и прохладное светлое помещение. Зимой столетник содержат при температуре 12–14 °C, в летнее время ему требуется умеренный полив, много солнца и тепла.

3. Необходимо обеспечить хороший дренаж.

4. Требуется периодическая подпитка специальными подкормками для кактусов и суккулентов.

Молодые растения следует пересаживать ежегодно, старые — каждые 3 года. Сажать столетник лучше всего в смесь № 1 без торфа, которую можно приобрести в любом цветочном магазине.

Размножают растение прикорневыми побегами, листовыми и стеблевыми черенками, предварительно подвялив их. Кроме того, некоторые виды алоэ могут размножаться семенами (сеянцы начинают цвести через 6 месяцев), а также делением клубня.

При соблюдении условий выращивания растение обычно очень устойчиво к заболеваниям и практически не болеет.

Чистотел

Чистотел большой — многолетнее растение семейства маковых с коротким корневищем, окрашенным в бурый цвет, и желтым млечным соком. Высота растения — от 25 до 90 см в зависимости от мест произрастания. Прикорневые листья черешковые, верхние — очередные, сидячие. Форма листа округлая с яйцевидными долями, перисто-рассеченная. На одном растении могут встречаться как листья описанной выше формы, так и лировидно-перистые. Внутренние поверхности листьев окрашены в ярко-зеленый цвет, нижние — в сизый или серо-зеленый. Цветки мелкие, четырехлепестные, собранные в зонтичные соцветия на длинных цветоножках. Плод — стручковая коробочка с многочисленными семенами. Цветет с мая по август, созревание плодов происходит начиная с июля и продолжается по сентябрь.

Чистотел распространен достаточно широко: как в средней полосе России, так и в Сибири. Растение можно встретить в разреженных лесах, на поросших кустарником холмах, по берегам рек, а также на пустырях вдоль заборов и в садах.

Горький и жгучий млечный сок со специфическим запахом, содержащийся во всех частях растения, на воздухе приобретает красно-оранжевую окраску, а после попадания на кожу оставляет бурый след. Красящие свойства чистотела полностью исчезают после сушки растения. Кроме красящих веществ в млечном соке чистотела обнаружены алкалоиды, витамин С, провитамины А, эфирные масла, а также флавоноиды, дубильные вещества, сапонины и органические кислоты: янтарная, лимонная, хелидоновая и яблочная. В плодах растения содержится до 40% жирных масел.

Лечебные свойства чистотела

Своими лекарственными свойствами чистотел обязан содержащимся в нем алкалоидам, в частности алкалоиду хелидонину, который способствует расслаблению гладкой мускулатуры кишечника и снимает спазмы стенок сосудов, вызывая понижение артериального давления и некоторое замедление пульса. Действие хелидонина подобно действию папаверина и морфина одновременно, т. к. обусловлено угнетением соответствующих мозговых центров.

Алкалоид гомохелидонин, также содержащийся в соке чистотела, нередко называют судорожным ядом. Однако в лечебных дозах гомохелидонин проявляет свойства сильного местного анестетика. Алкалоид сангвинарин воздействует на секрецию слюнных желез, усиливая их работу. Этот же алкалоид повышает перистальтику кишечника, а также проявляет успокаивающие и антимикробные свойства. Алкалоид протопин, напротив, является тонизирующим веществом. В частности, он поднимает тонус мускулатуры матки, поэтому любые препараты чистотела строго противопоказаны беременным. Алкалоиды коптизин и берберин обладают ярко выраженным желчегонным действием.

Кроме перечисленных выше, растение чистотела содержит целый ряд алкалоидов, способных задерживать рост злокачественных опухолей.

В домашних условиях из чистотела можно приготовлять настои, отвары и спиртовые вытяжки, которые используют наружно для лечения различных кожных заболеваний, в т. ч. туберкулеза кожи. Настои и отвары травы чистотела можно употреблять и внутрь при различных заболеваниях печени, желудка и желчного пузыря, т. к. все препараты чистотела обладают бактерицидным действием, проявляя его в отношении многих микроорганизмов.

Для приготовления лекарственных препаратов используют все растение чистотела, включая корневища с корнями.

Сбор и заготовка сырья

Заготовку зеленых частей производят с мая по август, сбор корней и корневищ — ранней весной или поздней осенью.

После сбора траву чистотела сушат в тени на сквозняке, периодически переворачивая. Допускается сушка травы в специальных сушилках при температуре не выше 55–60 °C. Высушенное лекарственное сырье необходимо измельчить и хранить в картонных коробках. Корневища с корнями сушат и хранят отдельно от зеленых частей растения, предварительно очистив их от отмерших частей. Срок хранения готового сырья — не более 3 лет.

Каланхоэ

Каланхоэ относят к семейству толстянковых и роду каланхоэ, который насчитывает около 200 видов растений. Его родственниками являются очиток (заячья капуста) и родиола розовая (золотой корень). Латинское название растения — «pinnatum», что значит «перистый». В народе растение нередко называют комнатным доктором или вторым женьшенем, несмотря на то что между внешним видом этих растений имеется вполне существенная разница.

В России среди комнатных культур самыми распространенными представителями данного вида являются каланхоэ Дегремона, каланхоэ Блосфельда, каланхоэ перистое и каланхоэ Федченко. Все эти растения отличаются друг от друга и совершенно по-разному используются в традиционной и народной медицине. Но между ними довольно много и общих черт. К примеру, все виды каланхоэ являются многолетними травянистыми растениями. Высота каланхоэ может достигать 120—130 см. У них чаще прямостоячий и чуть реже извилистый, мясистый стебель. Листья содержат большое количество сока.

Корневище каланхоэ короткое, разветвленное, поэтому большой горшок для растения, выращиваемого в домашних условиях, не требуется.

Каланхоэ начинает цвести на втором году жизни, чаще всего в феврале или марте. Но цветет растение нерегулярно. Его цветки могут быть белыми, зеленовато-белыми, нежно-розовыми, голубыми, темно-фиолетовыми, лиловыми или бордовыми. Средняя их длина — 3—5 см. Как правило, цветки собраны в верхушечное метельчатое соцветие. После отцветания образует плод, состоящий из 4 листовок.

Размножается каланхоэ несколькими способами: вегетативно или по типу живородящих видов растений. Каланхоэ роняет на поверхность почвы листья, имеющие выводковые почки, и из них через некоторое время появляются новые растения, или же «детки» появляются на краях его листьев и, набрав силу, отваливаются и укореняются в земле. Отсюда и второе его название — бриофиллум, что в переводе с греческого языка значит «прорастающий лист». А вот семена каланхоэ дает очень редко, так что ждать их — пустая трата времени.

Культивировать в ботанических садах европейских стран это растение начали с XIX века. В России специальным выращиванием каланхоэ не занимались, и оно распространилось лишь как комнатная культура. Чаще всего в комнатном цветоводстве встречаются 2 вида: каланхоэ Дегремона и каланхоэ перистое. Определить, какое именно растение стоит на вашем окне, довольно просто: у перистого круглые листья, а у каланхоэ Дегремона они зубчатые, со множеством «деток» по краям. К тому же каланхоэ Дегремона более плодовитое, и получать от него потомство можно на протяжении всего года.

Естественно, разнообразие видов каланхоэ этим не ограничивается. Некоторые представители данного рода относятся к лекарственным, иные — к декоративным. Современная фармакология изучает все эти виды, проводя исследование их лечебных свойств. Каждое из растений по-своему удивительно и заслуживает хотя бы несколько слов о своих достоинствах.

Лечебные свойства каланхоэ

В ходе фармакологических исследований было установлено, что сок каланхоэ обладает множеством лечебных свойств. На организм человека оно оказывает бактерицидное, бактериостатическое и противовоспалительное действие. Он практически не токсичен, быстро очищает раны и язвы от некротических тканей.

Применение каланхоэ в медицине различно: оно входит в состав множества мазей и косметических средств по уходу за кожей, используется как основа для некоторых растворов и настоек. Но чаще всего сок каланхоэ применяют как наружное средство.

Но, несмотря на активное использование препаратов каланхоэ в научной медицине, ученые до сих пор не могут объяснить механизм биологической активности целебных свойств растения. Есть лишь предположение, что, помимо наличествующего в надземной части растения комплекса химических соединений, в нем имеются еще и биогенные стимуляторы. Они образуются в процессе производства сока и накапливаются в нем, если растение до этого выдерживается в темноте при очень низкой температуре.

Сбор и заготовка сырья

Казалось бы, ну что тут заготавливать, каланхоэ же комнатное растение — сорвал листик и лечись себе на здоровье. Вот тут вы не правы, тем более что для лечения используют не просто листья растения, а его сок. Для того чтобы этот сок получить, необходимо нарвать листьев растения или же, если планируется использовать саженец полностью, срезать его под корень. Всю эту свежесобранную зелень следует промыть под струей холодной воды и поместить в темное сухое место на неделю. Как уже упоминалось ранее, в это время в листьях накапливаются биогенные стимуляторы. Хорошо, если в помещении, где вы выдерживаете свой сбор, температура воздуха не будет превышать 10 °C.

Спустя 7 дней листву следует измельчить так, чтобы у вас получилась однородная полужидкая масса. Из нее и отжимается сок. Естественно, добытый таким путем сок растения будет мутным.

Улучшить его можно с помощью отстаивания при комнатной температуре с последующей фильтрацией и стерилизацией. Отфильтровать сок можно с помощью обычной марли, сложенной в несколько слоев. Что касается стерилизации, то тут все гораздо сложнее.

Для того чтобы превратить сок в стерильное лекарство, необходимо добавить в него хлороформ из расчета 0,5%. Когда лекарство будет готово, его нужно законсервировать: развести спиртом до 20%. Затем разлить по пустым чистым пузырькам или флаконам от уже использованных лекарств и закрыть резиновыми пробками или пластиковыми колпачками и крышками.

И вот в ваших руках совершенно стерильное, качественное лекарство, ничем не отличающееся от тех, что предлагаются в аптеках.

Хранить такой препарат можно довольно долго (до 1 года), особенно если избегать попадания на него прямых лучей солнца. Когда же в лекарстве возникнет необходимость, пузырек с его содержимым перед применением следует нагреть до температуры 37 °C или просто выдержать около получаса при комнатной температуре.

ПРИМЕНЕНИЕ ЛЕКАРСТВЕННЫХ РАСТЕНИЙ В НАРОДНОЙ МЕДИЦИНЕ

Лекарственные препараты

Приготовление сока алоэ в домашних условиях и его действие на организм

Приготовить эффективное лекарство из алоэ в домашних условиях несложно. Все лекарственные препараты изготавливают из листьев алоэ длиной не менее 15 см. Срезать их следует в зимне-весенний период. В свежих листьях, а также в соке алоэ содержатся эфирные масла и смолистые вещества, ферменты, витамины и фитонциды.

Для приготовления сока алоэ берут нижние или средние толстые, мясистые листья. Их следует осторожно подрезать внизу и отделить от ствола. Далее листья промывают под проточной водой, обсушивают, заворачивают в пергаментную бумагу и держат в холодильнике на нижней полке 12 дней. По истечении данного времени листья алоэ следует измельчить, пропустить через мясорубку, с помощью марли или бинта отжать сок, профильтровать его через плотный материал или марлю, сложенную в несколько слоев, и кипятить 3 минуты. Готовить его следует непосредственно перед употреблением, так как при хранении он теряет свою активность.

Сок алоэ широко используют в народной медицине. Для лечения ожогов, нарывов, гнойных ран, фурункулов применяют сок свежих листьев, им орошают воспаленные участки кожи. При заболеваниях ротовой полости и десен сок используют для полоскания. Сок алоэ применяют даже в гинекологической практике: при эрозии шейки матки тампон, смоченный соком алоэ, вводят во влагалище. Если закапывать сок в ноздри по 5—8 капель с промежутками в 3—5 часов, можно приостановить развитие острого ринита. Компрессы с соком алоэ снимают головную боль, улучшают рост волос, при дерматите головы лучевого происхождения способствуют восстановлению тканей. Принимают сок алоэ по 1 чайной ложке 3 раза в день за 30 минут до еды.

Лекарственные препараты на основе каланхоэ

Каланхоэ довольно давно и уже очень широко применяется не только в народной, но и в профессиональной медицине. Его положительные качества отмечены как в хирургической, так и в зубоврачебной, акушерской и гинекологической практике. Его используют в офтальмологии и даже отоларингологии. Причем чаще всего предпочтение отдают именно каланхоэ перистому.

МАЗЬ

На основе сока каланхоэ в настоящее время готовят много различных мазей. Но покупать их никакого резона, конечно, нет, если на вашем подоконнике живет само это лекарственное растение. Потратив немного времени и сил, вы вполне можете приготовить подобную аптечной мазь, которая по своим качествам не уступит даже самой разрекламированной и дорогой.

Потребуется совсем немного: 40 г сока каланхоэ, 0,25 г фуразолидона, 0,25 г новокаина и около 100 г ланолина безводного. Все эти ингредиенты нужно соединить и тщательно смешать. Готовая мазь напоминает по своему составу густые сливки. Хранить ее следует при комнатной температуре.

Другой вариант мази чуть проще и не требует столь замысловатых и не многим понятных ингредиентов. Чтобы ее приготовить, нужно лишь смешать 0,5 стакана сока каланхоэ с 1 столовой ложкой тополиных почек, 1 столовой ложкой измельченных листьев зверобоя, залить все 100 г подсолнечного масла и оставить на некоторое время настаиваться. Затем ее нужно еще раз размешать и нанести на тот участок кожи, который нуждается в лечении.

Применение

Применение мази на основе каланхоэ довольно широкое. Ею можно обрабатывать любые раны, лечить пролежни, свищи. Она быстро снимает острую боль, отлично помогает при обморожении, нарывах, кожной сыпи, экземе. В косметологии мази из каланхоэ используют для борьбы с угрями и пятнами на лице, а также при варикозном расширении вен нижних конечностей.

НАСТОЙКА

Очень редко, но все же используется для лечения некоторых заболеваний настойка из каланхоэ. Ее готовят следующим образом: полулитровая бутылка заполняется предварительно измельченными (нарезанными) листьями растения, затем в нее наливается водка или 70%-ный спирт. После чего бутылка закупоривается и помещается в темное место на неделю. Во время настаивания бутыль следует периодически встряхивать.

Готовую настойку процеживают через сложенную в несколько слоев марлю и переливают в другую тару, в которой она и хранится до нужной поры.

Применение

Настойкой каланхоэ обычно натирают ноги. Это средство лечения в народе применяют при варикозном расширении вен, при гнойном воспалении ногтевой сумки (панариций) и груднице.

Также великолепно помогает настойка при мастопатии, заболеваниях полости рта и гнойничковых воспалениях.

КАШИЦА ИЗ ЛИСТЬЕВ

Для того чтобы получить кашицу, листья каланхоэ следует пропустить через мясорубку с крупной решеткой. Затем отжать сок, чтобы он не тек. Саму смесь поместить на сложенную в несколько слоев марлю и приложить к тому участку тела, который нуждается в лечении. Кашица из листьев каланхоэ является основой для примочек и припарок.

Применение

Свежие и только что размятые или измельченные листья каланхоэ великолепно помогают остановить кровотечения, в кратчайшие сроки снимают зубную и иную боль. Они неплохо справляются с гнойной инфекцией и зудом кожи. И как утверждают народные лекари, ускоряют процесс заживления послеоперационных швов и ран.

КОМБИНИРОВАННОЕ ИСПОЛЬЗОВАНИЕ КАЛАНХОЭ С ДРУГИМИ МЕДИКАМЕНТАМИ

Препараты на основе каланхоэ являются довольно действенными и хорошо помогают при лечении многих серьезных заболеваний. И все же одному каланхоэ не по силам одолеть все болезни, а потому врачи попробовали применять его в комплексе с другими лечебными средствами: с физиотерапией, антибиотиками и т. д. Результат оказался положительным.

Применение

Чаще всего сочетание каланхоэ с другими препаратами осуществляется во время лечения таких заболеваний, как варикозное расширение вен, тромбофлебит, посттравматические язвы и некоторые другие болезни. Обычно в этих случаях мазь каланхоэ сочетают с маслом зверобоя продырявленного. Это растение также содержит эфирное масло, гиперин, гиперецин, дубильные вещества, каротин, холин, витамины С и РР, а также фитонциды, сапонины и антоцины. Оно обладает вяжущим, противовоспалительным, антисептическим и стимулирующим действием и усиливает свойства каланхоэ.

В народной медицине весьма распространенными являются смеси каланхоэ со следующими лекарственными средствами: цветки ромашки, донник, семена льна, листья алтея. Кашица из смеси каланхоэ с любым из этих растений обладает смягчающим и обезболивающим эффектом, а потому может быть применена для припарок и компрессов.

СОК

Сок каланхоэ представляет собой прозрачную жидкость желто-оранжевого оттенка, с мелкой взвесью, растворяющейся при встряхивании. Сок имеет легкий, нередко кажущийся неприятным запах. Перед применением проводится пробное нанесение сока на язык или кожу. При появлении ощущения жжения в сок добавляется раствор новокаина, взятый в равных пропорциях с общей массой сока.

Следует упомянуть о том, что свежевыжатый сок довольно быстро пропадает. Поэтому нужно либо применять его сразу, либо осуществлять стабилизацию — выдерживание собранной зелени растения в холодильнике в течение недели, перед тем как начать выжимать из нее сок. А после отжима следует консервировать его 20%-ным спиртом.

Применение

В народной медицине сок используется в чистом виде, без примесей. Его выжимают из листьев прямо перед применением, а затем наносят на пораженные участки тела. Сок каланхоэ также выпускается фармацевтической промышленностью в ампулах или флаконах и продается в аптечной сети.

Это незаменимое средство при лечении артрозов, ирита, иридоциклита, конъюнктивита, пародонтоза, ожогов, гнойных ран, стоматита, гингивита, периартрита и полиартрита. Он великолепно регулирует в организме метаболические процессы, оказывает противовоспалительное действие, очищает раны и ускоряет их заживление. В среднем лечение соком каланхоэ длится от 15 до 20 дней.

Сок каланхоэ можно использовать как отличное и продуктивное профилактическое средство в моменты эпидемий гриппа. Им следует смазывать слизистую оболочку носа или же закапывать в каждую ноздрю по несколько капель. При заболеваниях полости рта его наносят на слизистые оболочки в виде аппликаций по 3 раза в день. Также сок каланхоэ применяют наружно во время лечения незаживающих ран и ожогов, пролежней, трещин сосков у кормящих матерей, афтозных стоматитов и гингивитов.

НАСТОЙ КАЛАНХОЭ

Для того чтобы приготовить настой этого растения, необходимо поместить подготовленное сырье в эмалированную посуду и залить кипятком в следующем соотношении: для внешнего использования — 1 : 5, для внутреннего — 1 : 10. После чего накрыть крышкой и поместить на водяную баню на 15—20 минут.

Применение

Настоем каланхоэ лечат варикозное расширение вен, ожоги, гнойные раны. Внутрь его применяют при заболеваниях желудочно-кишечного тракта, некоторых гинекологических болезнях, туберкулезе. Настой растения также можно использовать в виде примочек при кожных заболеваниях, воспалении век, десен, для полоскания горла. Неплохо помогает он при гастрите с пониженной кислотностью и хроническом колите. В последнем случае настой следует пить на протяжении 1 месяца по 2 раза в день за полчаса до еды.

ЭКСТРАКТ КАЛАНХОЭ

Экстракт каланхоэ готовят из настоя. Свежеприготовленный настой процеживают и, поместив на водяную баню, выпаривают его до половины первоначального объема.

Применение

Экстракт каланхоэ служит незаменимым лекарством при воспалении десен, хроническом тонзиллите и иных заболеваниях зубов. Неплохо справляется он и с болезнями желудочно-кишечного тракта.

КАЛАНХИН

Каланхин — это комбинированный препарат, обладающий противовоспалительным действием. В аптеках он предлагается в нескольких вариантах: каланхин и каланхина гранулы — для внутреннего применения, каланхина линимент — для наружного.

Фармакологические свойства лекарства точно такие же, как и у сока каланхоэ. Оно стимулирует процессы регенерации эпителиальных тканей, оказывает защитное действие при язвенных поражениях слизистой оболочки желудка и кишечника.

Каланхина линимент в кратчайшие сроки очищает раны от гноя, нормализует микроциркуляцию и оказывает противовоспалительное действие. Все препараты не токсичны и не раздражают кожу и слизистые оболочки. Противопоказанием к их использованию может служить только индивидуальная гиперчувствительность. Побочные эффекты выражаются в изжоге, диарее или аллергических реакциях.

Применение

Применение каланхина довольно широко. Препараты в гранулах обычно назначают при комплексной терапии, во время лечения следующих заболеваний: гастрит, гастродуоденит, хронический энтероколит. Каланхина линимент советуют при лечении ожогов второй и третьей степени, обморожениях, гнойных ранах, пролежнях, трещинах сосков грудных желез. При приеме внутрь курс лечения составляет от 3 до 5 недель. Доза: 1 чайная ложка на 0,5 стакана воды 4 раза в день, желательно до еды или после нее. При наружном использовании на болезненные участки накладывают марлевую салфетку, пропитанную линиментом, а затем накрывают рану повязкой. Осуществляя лечение линиментом каланхина, полезно сочетать его с антисептиками или противомикробной терапией.

Лечение заболеваний

Заболевания дыхательных путей

Рецепт 1
Ингредиенты

Листья алоэ — 1 столовая ложка

Листья мать-и-мачехи — 1 столовая ложка

Корень алтея — 2 столовые ложки

Трава багульника — 2 столовые ложки

Корень солодки голой — 2 столовые ложки

Трава тимьяна — 2 столовые ложки

Вода — 2 стакана

Способ приготовления

Приготовить из сухих трав и корней лекарственный сбор. Взять 4 столовые ложки смеси, добавить измельченные листья алоэ, залить кипятком и настаивать 15 минут или нагревать на водяной бане в течение 30 минут.

Настой процедить.

Применение

Принимать по $\frac{1}{3}$ стакана 3—5 раз в день после еды. Это весьма эффективное средство для лечения кашля.

Рецепт 2
Ингредиенты

Листья алоэ — 2 столовые ложки

Трава первоцвета весеннего — 2 столовые ложки

Листья подорожника большого — 3 столовые ложки

Плоды аниса — 3 столовые ложки

Листья мать-и-мачехи — 3 столовые ложки

Листья мяты перечной — 3 столовые ложки

Вода — 2 стакана

Способ приготовления

Приготовить из сухих трав и плодов лекарственный сбор. Взять 3 столовые ложки смеси, добавить измельченные листья алоэ, залить кипятком, настаивать 15 минут или нагревать на водяной бане в течение 30 минут. Настой процедить.

Применение

Принимать в качестве противовоспалительного и отхаркивающего средства по $1/_3$ стакана 3—4 раза в день после еды.

Рецепт 3

Ингредиенты

Листья алоэ — 2 столовые ложки

Листья шалфея — 3 столовые ложки

Плоды аниса — 3 столовые ложки

Корень синюхи голубой — 3 столовые ложки

Трава тимьяна — 3 столовые ложки

Листья мать-и-мачехи — 2 столовые ложки

Цветки календулы — 2 столовые ложки

Вода — 1 стакан

Способ приготовления

Приготовить из сухих трав и корней лекарственный сбор. Взять 1 столовую ложку смеси, добавить измельченные листья алоэ, залить кипятком и настаивать в течение 15 минут, нагревая на водяной бане. Настой процедить.

Применение

Принимать после еды по $1/_3$ стакана 3—4 раза в день при сильном кашле.

Рецепт 4

Ингредиенты

Листья алоэ — 1 столовая ложка

Листья мяты перечной — 4 столовые ложки

Корень солодки голой — 2 столовые ложки

Корень синюхи голубой — 2 столовые ложки

Корень валерианы — 1 столовая ложка

Трава зверобоя — 1 столовая ложка

Трава пустырника — 1 столовая ложка

Вода — 1 стакан

Способ приготовления

Приготовить из сухих корней и трав лекарственный сбор. Взять 2 столовые ложки смеси, добавить измельченные листья алоэ и залить кипятком. Настаивать в течение 30 минут. Готовый настой процедить.

Применение

Принимать по $\frac{1}{3}$ стакана 3—5 раз в день после еды при бронхоспазмах.

Рецепт 5

Ингредиенты

Листья алоэ — 1 столовая ложка

Плоды аниса — 1 столовая ложка

Трава багульника — 1 столовая ложка

Листья мать-и-мачехи — 1 столовая ложка

Трава и корень первоцвета — 1 столовая ложка

Листья подорожника — 1 столовая ложка

Корень солодки голой — 1 столовая ложка

Трава фиалки трехцветной — 1 столовая ложка

Корень алтея — 2 столовые ложки

Вода — 1 стакан

Способ приготовления

Составить лекарственный сбор из травы и корней сухих растений. Взять 1 столовую ложку смеси, добавить измельченные листья алоэ, залить кипятком и приготовить настой или отвар. Процедить.

Применение

Принимать по $1/3$ стакана 3 раза в день после еды при сухом бронхите.

Рецепт 6

Ингредиенты

Сок алоэ — 2 столовые ложки

Трава череды — 3 столовые ложки

Листья шалфея — 3 столовые ложки

Цедра 1 лимона

Вода — 1 стакан

Способ приготовления

Составить из сухих растений лекарственный сбор. Взять 1 столовую ложку смеси, залить кипятком, настаивать в течение 1 часа. Затем добавить в настой цедру лимона и сок алоэ.

Применение

Принимать средство следует в теплом виде по $1/4$ стакана 2 раза в день после еды, запивая им 1 столовую ложку меда. Настой рекомендуется употреблять при ангине.

Рецепт 7

Ингредиенты

Сок алоэ — 1 столовая ложка

Цветки ромашки аптечной — 2 столовые ложки

Цветки календулы — 2 столовые ложки

Листья шалфея — 2 столовые ложки

Листья эвкалипта — 2 столовые ложки

Вода — 2 стакана

Способ приготовления

Приготовить из сухих растений лекарственный сбор. Взять 1 столовую ложку смеси, залить кипятком, настаивать 5—7 минут. Процедить и добавить сок алоэ.

Применение

Принимать по $^1/_2$ стакана средства 3 раза в день. Этим же средством рекомендуется полоскать горло 5—7 раз в день при заболевании гриппом.

Рецепт 8

Ингредиенты

Сок алоэ — 1 столовая ложка

Корень девясила — 1 столовая ложка

Листья мать-и-мачехи — 1 столовая ложка

Кукурузные рыльца — 1 столовая ложка

Семя льна — 1 столовая ложка

Трава крапивы двудомной — 1 столовая ложка

Листья мяты перечной — 1 столовая ложка

Цветки календулы — 1 столовая ложка

Листья подорожника — 1 столовая ложка

Трава пустырника — 1 столовая ложка

Трава фиалки трехцветной — 1 столовая ложка

Листья эвкалипта — 1 столовая ложка

Трава багульника — 2 чайные ложки

Вода — 1 л

Способ приготовления

Весь объем перечисленных компонентов сухого сырья залить кипятком и настаивать в течение 2 часов. Готовый настой процедить и добавить сок алоэ.

Применение

Принимать при бронхиальной астме и астматическом бронхите по 1 стакану 4 раза в день.

Рецепт 9

Ингредиенты

Листья алоэ — 2 столовые ложки

Липовый цвет — 3 столовые ложки

Цветки бузины черной — 3 столовые ложки

Кора ивы — 3 столовые ложки

Цветки коровяка — 3 столовые ложки

Цветки терновника — 3 столовые ложки

Вода — 1 стакан

Способ приготовления

Приготовить лекарственный сбор из сухих растений. Взять 1 столовую ложку смеси, добавить измельченные листья алоэ, залить кипятком, настаивать 15 минут.

Готовый настой процедить.

Применение

Принимать в горячем виде при простуде по 3—4 стакана в день в качестве сильного потогонного средства.

Рецепт 10

Ингредиенты

Сок алоэ — 2 столовые ложки

Плоды аниса — 2 столовые ложки

Трава багульника — 2 столовые ложки

Корень девясила высокого — 2 столовые ложки

Листья мать-и-мачехи — 2 столовые ложки

Листья мяты перечной — 2 столовые ложки

Цветки календулы — 2 столовые ложки

Листья подорожника — 2 столовые ложки

Корень солодки голой — 2 столовые ложки

Трава фиалки трехцветной — 2 столовые ложки

Вода — 1 стакан

Способ приготовления

Приготовить лекарственный сбор из сухих растений. Взять 1 столовую ложку смеси и залить ее кипятком. Настаивать в течение 2 часов. Настой процедить, добавить сок алоэ.

Применение

Принимать по $^1/_3$ стакана 3 раза в день после еды при астматическом бронхите.

Рецепт 11

Ингредиенты

Сок алоэ — 1 столовая ложка

Цветки ромашки аптечной — 2 столовые ложки

Цветки бузины черной — 2 столовые ложки

Липовый цвет — 2 столовые ложки

Листья мяты перечной — 2 столовые ложки

Вода — 1 стакан

Способ приготовления

Составить лекарственный сбор из сухих растений. Взять 1 столовую ложку смеси, залить кипятком и настаивать 15 минут. Готовый настой процедить, добавить сок алоэ.

Применение

Принимать при простуде по 1 стакану горячего настоя 3—4 раза в день в качестве потогонного и мочегонного средства. Для каждого приема готовить свежий настой.

Рецепт 12
Ингредиенты

Листья алоэ — 2 столовые ложки

Цветки ромашки аптечной — 3 столовые ложки

Цветки бузины черной — 3 столовые ложки

Вода — 1 стакан

Способ приготовления

Взять 1 столовую ложку смеси сухих растений, добавить измельченные листья алоэ и залить кипятком. Настаивать 15 минут, затем процедить.

Применение

Пить по 3—4 стакана горячего настоя в день при сильной простуде.

Рецепт 13
Ингредиенты

Листья алоэ — 1 столовая ложка

Цветки ромашки аптечной — 3 столовые ложки

Липовый цвет — 3 столовые ложки

Цветки бузины черной — 2 столовые ложки

Трава душицы — 2 столовые ложки

Вода — 1 стакан

Способ приготовления

Взять 1 столовую ложку смеси, добавить свежие измельченные листья алоэ, залить кипятком и настаивать 30 минут. Готовый настой процедить.

Применение
При простуде в течение дня рекомендуется выпивать 3—4 стакана такого настоя.

Рецепт 14
Ингредиенты
Листья алоэ — 1 чайная ложка
Способ приготовления
Измельчить лист алоэ и отжать сок через 3 слоя марли.

Применение
Закапывать сок алоэ в нос при гайморите по 2 капли 3—4 раза в день. При обычном насморке также эффективно закапывание свежего сока алоэ. Сок прочищает пазухи носа, снимает воспаление.

Рецепт 15
Ингредиенты
Сок алоэ — 1 столовая ложка
Цветки ромашки аптечной — 3 столовые ложки
Листья шалфея — 3 столовые ложки
Листья мяты перечной — 3 столовые ложки
Плоды фенхеля — 1 столовая ложка
Вода — 1 стакан
Способ приготовления
Смешать все сухие растительные компоненты, взять 1 чайную ложку смеси, залить кипятком, настаивать 40 минут. Настой процедить, добавить сок алоэ.

Применение

Полоскать настоем горло после каждого принятия пищи. Рекомендуется при ларингите и ангине.

Рецепт 16

Ингредиенты

Сок алоэ — 1 столовая ложка

Цветки ромашки аптечной — 2 столовые ложки

Трава чистотела большого — 2 столовые ложки

Вода — 1 стакан

Способ приготовления

Взять 2 столовые ложки растительной смеси, добавить измельченные листья алоэ, залить кипятком, нагревать на водяной бане 15 минут, охладить, процедить. Затем довести объем настоя до первоначального кипяченой водой.

Применение

Полоскать горло при ангине по 5—7 раз в день до полного выздоровления.

Рецепт 17

Ингредиенты

Листья алоэ — 1 столовая ложка

Цветки ромашки аптечной — 3 столовые ложки

Липовый цвет — 2 столовые ложки

Вода — 1 стакан

Способ приготовления

Взять 4 столовые ложки растительной смеси, добавить измельченные листья алоэ, залить кипятком, настаивать 20 минут, процедить через марлю.

Применение

Полоскать теплым настоем горло 5—7 раз в день. Полученное средство эффективно при ангине, гингивите и стоматите.

Рецепт 18

Ингредиенты

Листья алоэ — 1 столовая ложка

Трава багульника — 1 столовая ложка

Корень девясила высокого — 1 столовая ложка

Липовый цвет — 1 столовая ложка

Корень солодки голой — 1 столовая ложка

Цветки календулы — 3 столовые ложки

Листья шалфея — 3 столовые ложки

Листья эвкалипта — 4 столовые ложки

Вода — 1 стакан

Способ приготовления

Приготовить лекарственный сбор из сухих растений. Взять 1 столовую ложку смеси, добавить измельченные листья алоэ, залить кипятком, настаивать 20—30 минут. Настой процедить.

Применение

Применять для полоскания горла при трахеитах, ларингитах, ангинах, тонзиллитах.

Рецепт 19

Ингредиенты

Сок алоэ — 1 столовая ложка

Вода — 1 стакан

Способ приготовления

Сок алоэ развести теплой кипяченой водой.

Применение

Полученным средством полоскать горло 4—5 раз в день после еды при тонзиллите и фарингите.

Рецепт 20

Ингредиенты

Сок алоэ — $1/2$ стакана

Лимоны — 4 шт.

Мед — $1/2$ стакана

Кагор — $1/2$ л

Скорлупа 2 яиц

Способ приготовления

Лимоны пропустить через мясорубку, скорлупу измельчить в кофемолке. Все компоненты тщательно перемешать и настаивать в течение недели в темном прохладном месте.

Применение

Принимать смесь по 1 столовой ложке утром натощак в течение 3—6 месяцев при бронхиальной астме.

Рецепт 21

Ингредиенты

Трава чистотела — 1 столовая ложка

Цветки ромашки аптечной — 1 столовая ложка

Вода — 200 мл

Способ приготовления

Сухие компоненты сбора сложить в неокисляющуюся посуду, залить крутым кипятком и настаивать 15–20 минут. Готовое средство применять в теплом виде для полоскания горла.

Рецепт 22
Ингредиенты
Трава чистотела — 1 часть
Лист шалфея лекарственного — 2 части
Цветки ромашки аптечной — 1 часть
Вода — 400 мл
Способ приготовления
Отмерить 1 столовую ложку сухого сырья, залить крутым кипятком и настаивать не менее получаса и процедить.
Применение
Готовое средство применять для полоскания горла при бронхите.

Рецепт 23
Ингредиенты
Верхушки стеблей чистотела
Водка
Способ приготовления
Собрать верхушки чистотела во время цветения, тщательно промыть, высушить на полотенце и пропустить через мясорубку. Из получившейся кашицы отжать сок, дать жидкости отстояться, после чего соединить с водкой в пропорции 1 : 1. Смесь поставить на 10 дней в холодильник.
Применение
Принимать в течение 30 дней в следующей дозировке: 1 столовую ложку препарата раз-

водить в 100 мл молока и пить за полчаса до приема пищи 2 раза в день, утром и вечером.

После окончания курса необходимо сделать месячный перерыв, после чего лечение возобновить. Всего понадобится провести три 30-дневных курса лечения с месячными перерывами. Применяют средство при бронхиальной астме.

Рецепт 24
Ингредиенты
Трава чистотела — 1 часть
Трава иссопа — 1 часть
Трава эфедры — 1 часть
Трава гусиной лапки — 1 часть
Трава прострела лугового — 1 часть
Плоды аниса — 1 часть
Корневища девясила — 1 часть
Цветки боярышника — 1 часть
Вода — 5 частей
Способ приготовления
Растительное сырье измельчить, тщательно перемешать и залить кипятком. Посуду со смесью тепло укутать и настаивать в течение получаса, после чего процедить.

Применение
Готовый настой принимать при бронхиальной астме по 70 мл 3 раза в день независимо от приема пищи.

Рецепт 25
Ингредиенты
Сок чистотела

Способ приготовления

При хроническом рините, гайморите полипах и аденоидах, а также хроническом тонзиллите можно закапывать в нос по 1 капле свежего сока чистотела в каждую ноздрю. Процедуру повторять 2—4 раза в день. Если слизистая носа очень чувствительная и сок вызывает неприятные ощущения, можно разбавить его кипяченой водой до нужной концентрации.

Рецепт 26

Ингредиенты

Сок чистотела — 1 часть

Сок алоэ — 1 часть

Натуральный мед — 1 часть

Способ приготовления

Перечисленные ингредиенты тщательно перемешать.

Применение

Закапывать в нос по 5—10 капель в каждую ноздрю. После того как смесь проникнет в носоглотку, ее необходимо выплюнуть. Это средство особенно эффективно при гайморите.

Рецепт 27

Ингредиенты

Трава чистотела — 10 г

Цветки ромашки — 10 г

Побеги багульника болотного — 20 г

Лист мать-и-мачехи — 20 г

Трава первоцвета весеннего — 20 г

Вода — 200 мл

Способ приготовления

2 столовые ложки сбора заварить крутым кипятком и настаивать не менее 30 минут, после чего процедить.

Применение

Готовый настой применять для промывания носовых пазух при остром и хроническом насморке.

Рецепт 28
Ингредиенты
Трава чистотела — 1 чайная ложка
Цветки ромашки аптечной — 1 столовая ложка
Вода — 250 мл
Способ приготовления

Сухую траву чистотела измельчить, залить крутым кипятком (100 мл) и настаивать в течение 15—20 минут, после чего процедить.

Отдельно от чистотела приготовить настой ромашки из 150 мл воды и указанного количества сухого сырья.

После настаивания оба средства слить в одну посуду в пропорции 1 : 1.

Применение

Закапывать в нос 3—7 раз в день при остром рините.

Заболевания сердечно-сосудистой системы

Рецепт 1
Ингредиенты
Листья алоэ — 4 столовые ложки
Трава тысячелистника — 2 столовые ложки

Корень валерианы — 2 столовые ложки

Листья мелиссы — 2 столовые ложки

Способ приготовления

Составить лекарственную смесь из измельченных листьев алоэ и сухих растений. Взять 1 столовую ложку смеси, залить 2 стаканами кипятка.

Настаивать 2—3 часа. Готовый настой процедить.

Применение

Принимать средство 1 раз в день по $\frac{1}{2}$ стакана. Настой следует пить маленькими глотками.

Рецепт 2

Ингредиенты

Листья алоэ — 8 столовых ложек

Трава спорыша — 4 столовые ложки

Цветки душицы — 4 столовые ложки

Цветки ромашки аптечной — 3 столовые ложки

Способ приготовления

Составить лекарственный сбор из свежих измельченных листьев алоэ и сухих растений. Взять 4 столовые ложки смеси, залить 1 л кипятка и настаивать в течение 12 часов. Готовый настой процедить.

Применение

Принимать по $\frac{1}{2}$ стакана 4 раза в день через 1 час после еды. Лечение данным средством особенно показано людям, страдающим, кроме сердечно-сосудистых заболеваний, хроническим воспалением почек.

Рецепт 3
Ингредиенты
Листья земляники — 1 столовая ложка
Ягоды боярышника — 2 столовая ложка
Сок алоэ — 1 столовая ложка
Сахар — 1 чайная ложка
Способ приготовления
Поместить в термос листья земляники и ягоды боярышника, добавить сахар и залить кипятком. Настаивать сутки, затем процедить, добавить сок алоэ и тщательно размешать.

Применение
Выпивать по 1 стакану настоя на ночь в течение недели. Средство можно готовить сразу на несколько дней, хранить в стеклянной емкости с плотной крышкой в прохладном месте. Перед приемом необходимое количество настоя следует подогревать до комнатной температуры. Полученный настой особенно полезен при частых стенокардических болях.

Рецепт 4
Ингредиенты
Чеснок — 2—3 головки
Спирт или водка — 2—3 столовые ложки
Свежий сок алоэ — 2 столовые ложки
Мед — 1 столовая ложка
Способ приготовления
Чеснок очистить, измельчить, залить спиртом или водкой. Перенести в темное место и настаивать в течение 10 дней. Затем настойку процедить, влить сок алоэ, добавить мед и тщательно размешать.

Применение

Принимать настойку 1 раз в день по $^1/_2$ чайной ложки.

Средство рекомендуется с целью снятия болей, характерных для стенокардии.

Рецепт 5
Ингредиенты
Чеснок — 1—2 головки
Сок алоэ — 1 стакан
Способ приготовления
Чеснок очистить, измельчить, залить соком алоэ, настаивать в течение 3 дней, процедить.

Применение

Принимать по 1 столовой ложке 3 раза в день после еды. Средство прекрасно стимулирует сердечную деятельность, понижает артериальное давление и содержание холестерина в крови.

Рецепт 6
Ингредиенты
Сухофрукты — 3 столовые ложки
Вода — $^1/_2$ стакана
Сок алоэ — 2 столовые ложки
Способ приготовления
Сухофрукты залить кипятком. Настаивать в закрытой посуде в течение 1 часа. Процедить, добавить сок алоэ. Пить небольшими глотками в течение дня.

Применение

Рекомендуется в качестве укрепляющего средства после инфаркта миокарда.

Рецепт 7

Ингредиенты

Петрушка — 1 столовая ложка

Сок алоэ — $1/2$ стакана

Вода — $1/2$ стакана

Способ приготовления

Измельченную зелень петрушки залить кипятком, настаивать 10 минут, процедить, смешать с соком алоэ.

Применение

Принимать по $1/2$ стакана 3 раза в день при артериальном давлении свыше 200 мм рт. ст.

Рецепт 8

Ингредиенты

Трава чистотела — 3 столовые ложки

Вода — 600 мл

Способ приготовления

Высушенную траву чистотела измельчить, залить крутым кипятком и настаивать на краю плиты в течение 2 часов, после чего процедить.

Применение

Готовый настой принимать при атеросклерозе за 10—15 минут до приема пищи 2 раза в день, утром и в середине дня.

Рецепт 9

Ингредиенты

Трава чистотела — 1 столовая ложка

Цветки боярышника кроваво-красного — 1 столовая ложка

Цветки арники — 1 столовая ложка

Листья руты — 1 столовая ложка

Вода — 200 мл

Способ приготовления

1 столовую ложку сухой смеси залить кипятком и дать настояться в течение 20–25 минут, процедить.

Применение

Готовый настой принимать при артериальной гипертонии 3 раза в день по 150 мл за полчаса до приема пищи.

Заболевания органов пищеварения

Рецепт 1

Ингредиенты

Листья алоэ — 4 столовые ложки

Плоды крушины — 1 столовая ложка

Вода — 1 л

Способ приготовления

Листья алоэ и плоды крушины залить кипятком и настаивать в течение 8 часов в плотно закрытой посуде.

Применение

Принимать настой при запорах по 2 столовые ложки 4 раза в день.

Рецепт 2

Ингредиенты

Листья алоэ — 2 столовые ложки

Вода — 2 стакана

Способ приготовления

Листья алоэ залить кипятком и настаивать в течение 3 часов.

Применение

Принимать по 2 столовые ложки 2 раза в день для нормализации работы желудочно-кишечного тракта.

Рецепт 3
Ингредиенты
Листья алоэ — 4 столовые ложки
Вода — 1 л
Способ приготовления
Листья алоэ залить кипятком и настаивать в течение 4 часов в плотно закрытой посуде.
Применение
Принимать при запорах по $1/2$ стакана 3 раза в день. Для профилактики запоров рекомендуется принимать по 1 столовой ложке настоя 2 раза в день.

Рецепт 4
Ингредиенты
Листья алоэ — 1 чайная ложка
Трава горца почечуйного — 2 чайные ложки
Трава золототысячника — 2 чайные ложки
Плоды бузины черной — 1 столовая ложка
Вода — 2 стакана
Способ приготовления
Все компоненты смешать и залить кипятком. Настаивать в течение 2 часов. Готовый настой процедить.
Применение
Настой принимать при запорах по 1 столовой ложке 3 раза в день до полной нормализации работы кишечника.

Рецепт 5

Ингредиенты

Листья алоэ — 1 столовая ложка

Корень горечавки желтой — 1 столовая ложка

Плоды крушины — 1 столовая ложка

Вода — $1^1/_2$ стакана

Способ приготовления

Все компоненты залить кипятком и настаивать в течение 3 часов. Настой процедить.

Применение

Принимать при запорах по 1 столовой ложке 3—4 раза в день до полной нормализации работы кишечника.

Рецепт 6

Ингредиенты

Сок алоэ — 5 столовых ложек

Корни земляники — 1 чайная ложка

Кора вербы — 1 столовая ложка

Вода — 2 стакана

Способ приготовления

Измельченные корни земляники и кору вербы залить кипятком и нагревать на слабом огне 10 минут. Остудить, процедить и добавить сок алоэ.

Применение

Полученный отвар пить при диарее и дизентерии в течение дня небольшими глотками.

Рецепт 7

Ингредиенты

Листья алоэ — 1 столовая ложка

Трава манжетки — 1 столовая ложка

Побеги чернобыльника — 1 столовая ложка

Алтейный корень — 1 столовая ложка

Красное вино (кагор) — 1 л

Способ приготовления

Составить лекарственный сбор. Взять 2 столовые ложки смеси, залить вином, довести на слабом огне до кипения и варить 5 минут.

Применение

Натощак выпить половину горячего отвара, а оставшийся объем разделить на 4 приема и принимать каждый раз через час после еды в горячем виде.

Рецепт 8

Ингредиенты

Корни алоэ — 2 столовые ложки

Шишки ольхи — 2 столовые ложки

Вода — 1 л

Способ приготовления

Залить растительное сырье кипятком и нагревать на слабом огне 30 минут.

Готовый отвар процедить.

Применение

Отвар пить в горячем виде по 3 стакана в день при продолжительной диарее или дизентерии.

Рецепт 9

Ингредиенты

Листья алоэ — 1 столовая ложка

Семена бобовника — 1 столовая ложка

Цветки тысячелистника — 1 столовая ложка

Семена укропа — 1 столовая ложка
Трава зверобоя — 2 столовые ложки
Вода — 2 стакана
Способ приготовления
Смешать все компоненты, залить кипятком и настаивать 8 часов.
Применение
Принимать по 1 столовой ложке 4—5 раз в день при гастрите.
Особенно эффективно средство в период обострения.

Рецепт 10
Ингредиенты
Сок алоэ — 5 столовых ложек
Шишки дурнишника колючего — 1 столовая ложка
Вода — 1 стакан
Способ приготовления
Дурнишник залить кипятком и варить 10 минут, остудить, процедить и добавить сок алоэ.
Применение
Средство рекомендуется при сильной диарее.
Принимать каждый час по 1 стакану.

Рецепт 11
Ингредиенты
Листья алоэ — 1 столовая ложка
Корень борщевика — 1 столовая ложка
Листья буковицы — 1 столовая ложка
Вода — 1 стакан

Способ приготовления

Залить растительное сырье кипятком и настаивать в течение 4 часов. Настой процедить.

Применение

Принимать по 1 столовой ложке 3 раза в день во время обострения гастрита.

Рецепт 12

Ингредиенты

Листья мяты перечной — 2 столовые ложки

Свежий сок алоэ — 2 столовые ложки

Вода — 1 стакан

Способ приготовления

Залить мяту горячей водой, дать настояться в течение 20 минут, после чего настой процедить, охладить и добавить к нему сок алоэ.

Применение

Принимать по 1 стакану 3 раза в день за 30 минут до еды. Курс лечения при язвенной болезни желудка и двенадцатиперстной кишки — 1 месяц. После двухнедельного перерыва курс можно повторить.

Рецепт 13

Ингредиенты

Сок алоэ — 1 стакан

Оливковое масло — 1 стакан

Мед — 1 столовая ложка

Способ приготовления

В сок алоэ влить оливковое масло и настаивать в темном месте в течение 3 дней. Мед налить в кастрюлю, варить на слабом огне в течение 2 часов, смешать с соком алоэ и оливковым маслом. Тщательно перемешать и остудить.

Применение

Принимать при язвенной болезни желудка и двенадцатиперстной кишки по 1 столовой ложке 4—5 раз в день за 30 минут до еды. Продолжительность курса лечения должна быть не менее месяца.

Рецепт 14

Ингредиенты

Корень аира — 1 столовая ложка

Сок алоэ вера — $1/2$ столовой ложки

Вода — 1 стакан

Способ приготовления

Залить корень аира кипяченой водой, дать настояться в течение 20 минут, затем кипятить на водяной бане в течение 10 минут. Отвар процедить, остудить и добавить сок алоэ.

Применение

Рекомендуется при изжоге. Пить по $1/2$ стакана 1—2 раза в день за 20—30 минут до еды. Курс лечения — 2 недели.

Рецепт 15

Ингредиенты

Сок одуванчика — $1/2$ столовой ложки

Сок алоэ — 1 столовая ложка

Способ приготовления

Приготовить сок из свежих листьев алоэ и из листьев одуванчика.

Соки смешать и поставить в прохладное место.

Применение

Принимать смесь соков по 1 чайной ложке за 30 минут до еды при обострении гастрита с пониженной кислотностью.

Рецепт 16

Ингредиенты

Крапива — 1 столовая ложка

Трава укропа — 1 столовая ложка

Сок алоэ — 1 столовая ложка

Вода — 1 стакан

Способ приготовления

Крапиву и укроп залить горячей водой и кипятить в течение 20 минут. Отвар процедить, добавить сок алоэ.

Применение

Средство рекомендуется при гастрите с повышенной кислотностью.

Принимать его следует строго по 1 чайной ложке каждые 3 часа. Курс лечения не должен превышать 2 недель.

Рецепт 17

Ингредиенты

Листья алоэ — 2 столовые ложки

Спирт — 0,5 л

Способ приготовления

Залить измельченные листья алоэ спиртом и настаивать 5 дней.

Применение

Полученное средство принимать по 30 капель с водой 3 раза в день после еды при обострении гастрита.

Рецепт 18
Ингредиенты
Листья алоэ — 1 столовая ложка
Листья крапивы — 1 столовая ложка
Цветки таволги вязолистной — 1 столовая ложка
Вода — 2 стакана
Способ приготовления
Составить растительную смесь. Залить ее кипятком и настаивать в течение 4—6 часов.
Применение
Принимать настой по $\frac{1}{2}$ стакана 5 раз в день при гастрите, сопровождающемся сильными болями.

Рецепт 19
Ингредиенты
Листья алоэ — 4 столовые ложки
Листья подорожника — 4 столовые ложки
Трава сушеницы — 4 столовые ложки
Трава золототысячника — 2 столовые ложки
Трава спорыша — 2 столовые ложки
Листья мяты — 1 столовая ложка
Цветки тысячелистника — 1 столовая ложка
Вода — 1 л
Способ приготовления
Составить растительную смесь. Взять 2 столовые ложки смеси, залить 1 л кипятка и настаивать в течение 12 часов.
Применение
Принимать настой 4 раза в день по $\frac{1}{2}$ стакана при гастрите и язвенной болезни, сопровождающихся болями и изжогой.

Рецепт 20
Ингредиенты

Листья алоэ — 2 столовые ложки

Корень валерианы — 1 столовая ложка

Трава пижмы — 1 столовая ложка

Кожура апельсина — 1 столовая ложка

Трава сушеницы — 1 столовая ложка

Водка или спирт — 0,5 л

Способ приготовления

Составить лекарственный сбор. Взять 2 столовые ложки смеси, залить 0,5 л водки и настаивать на свету 21 день. Затем настой процедить.

Применение

Принимать настой по 2 столовые ложки утром и вечером натощак перед едой. Средство эффективно при гастрите с повышенной кислотностью желудочного сока, сопровождающемся изжогой и запорами.

Рецепт 21
Ингредиенты

Листья алоэ — 1 столовая ложка

Трава тысячелистника — 1 столовая ложка

Трава сушеницы болотной — 1 столовая ложка

Вода — 1 л

Способ приготовления

Составить растительную смесь, залить кипятком и настаивать 2—3 часа.

Готовый настой процедить.

Применение

Принимать настой 4—5 раз по $1/2$ стакана в течение дня при болях и изжоге.

Рецепт 22
Ингредиенты
Трава тысячелистника — 2 столовые ложки
Спиртовая настойка алоэ — 1 чайная ложка
Способ приготовления
Залить траву тысячелистника горячей водой, варить на слабом огне 10 минут. Отвар процедить, охладить, добавить настойку алоэ.
Применение
Принимать при обострении колита по 1 столовой ложке 5—7 раз в день.

Рецепт 23
Ингредиенты
Листья подорожника — 2 столовые ложки
Листья алоэ — 2 столовые ложки
Вода — 1 стакан
Способ приготовления
Свежие листья подорожника и алоэ вера промыть, пропустить через мясорубку или мелко нарезать, залить кипяченой водой и настаивать 20 минут. Готовый настой процедить.
Применение
Принимать для профилактики обострения хронического колита по 1 столовой ложке 3 раза в день. Курс лечения — 15—20 дней. Повторять лечение можно не ранее чем через $1-1^1/_2$ месяца.

Рецепт 24
Ингредиенты
Трава шалфея — 1 столовая ложка
Трава полыни — $^1/_2$ столовой ложки

Листья алоэ — $^1/_2$ столовой ложки
Липовый мед — 1 чайная ложка
Вода — 1 стакан
Способ приготовления
Растительное сырье залить кипятком и настаивать в течение 30 минут. Затем добавить в настой измельченные листья алоэ. Варить смесь на слабом огне в течение 10 минут. Отвар процедить, добавить мед.
Применение
Принимать средство при энтерите в горячем виде по $1^1/_2$ стакана за 30 минут до еды 2 раза в день.

Рецепт 25
Ингредиенты
Листья алоэ — 1 столовая ложка
Трава зверобоя — 2 чайные ложки
Тертая свекла — 2 чайные ложки
Способ приготовления
Соединить все компоненты и тщательно растереть.
Применение
Полученную мазь рекомендуется наносить на геморроидальные шишки. Держать мазь в течение 30 минут. Затем промокнуть салфеткой. Это средство снимает геморроидальные боли и способствует втягиванию шишек внутрь.

Рецепт 26
Ингредиенты
Листья алоэ — 1 столовая ложка
Трава зверобоя — 1 столовая ложка

Осиновые листья — 1 столовая ложка

Вода — $^1/_2$ стакана

Способ приготовления

Все компоненты измельчить, залить теплой водой и настаивать в течение 1 часа.

Применение

Обмакнуть в полученную смесь салфетку и приложить ее к геморроидальным шишкам на 1,5 часа.

Средство препятствует повторному развитию геморроя.

Рецепт 27

Ингредиенты

Трава чистотела — 1 столовая ложка

Трава тысячелистника — 2 столовые ложки

Трава зверобоя продырявленного — 2 столовые ложки

Цветки ромашки аптечной — 2 столовые ложки

Вода — 2 стакана

Способ приготовления

Все компоненты сбора перемешать, отмерить 2 столовые ложки сухого сырья, залить кипятком и настаивать в течение 20 минут в закрытой неокисляющейся посуде. Готовый настой процедить, долить кипяченой воды до первоначального объема.

Применение

Принимать 3 раза в день по полстакана за 20—30 минут до приема пищи. Этот сбор используют при гастритах с повышенной кислотностью.

Рецепт 28

Ингредиенты

Алоэ вера — 1 столовая ложка

Листья душицы — 1 столовая ложка

Листья грецкого ореха — 1 столовая ложка

Трава чистотела — 1 столовая ложка

Сенная труха — 1 столовая ложка

Трава чабреца — 1 столовая ложка

Трава череды — 1 столовая ложка

Листья фиалки — 1 столовая ложка

Вода — 2 стакана

Способ приготовления

Все компоненты залить водой, довести до кипения и варить на слабом огне в течение 30 минут. Отвар процедить.

Применение

Полученное средство следует применять для сидячих ванн при обострении геморроя.

Рецепт 29

Ингредиенты

Трава чистотела — 2 столовые ложки

Корень окопника — 2 столовые ложки

Корень алтея — 2 столовые ложки

Корень солодки — 2 столовые ложки

Вода — 1 стакан

Способ приготовления

Все компоненты сбора тщательно измельчить, перемешать, отмерить 1 столовую ложку смеси и заварить крутым кипятком.

Затем парить смесь на водяной бане в течение 15 минут, дать настояться в течение получаса, после чего процедить.

Применение

Принимать при гастрите 3 раза в день по 70—100 мл независимо от приема пищи.

Рецепт 30
Ингредиенты
Трава чистотела — 10 г
Лист подорожника — 70 г
Трава зверобоя продырявленного — 40 г
Плоды шиповника — 30 г
Семя укропа — 30 г
Трава репешка — 20 г
Полынь горькая — 20 г
Сушеница топяная — 10 г
Семя льна — 10 г
Цветки ромашки аптечной — 10 г
Цветки календулы — 10 г
Трава хвоща полевого — 10 г
Вода — 400 мл
Способ приготовления

Указанные компоненты сбора перемешать, отмерить 1 столовую ложку сухого сырья, залить горячей водой и прогревать на медленном огне в течение 15 минут. Дать средству остыть, процедить, долить кипяченую воду до первоначального объема.

Применение

Принимать при гастрите по 100—150 г 3 раза в день за полчаса до приема пищи.

При гастритах, сопровождающихся диареей, можно добавить в сбор дубовой коры (10 г).

При хронических запорах рекомендуется добавить к смеси 10 г корня крушины или 10 г корня ревеня.

Рецепт 31

Ингредиенты

Трава чистотела — 50 г

Плоды фенхеля — 50 г

Трава подорожника — 70 г

Цветки календулы — 70 г

Лист мяты перечной — 70 г

Вода — 200 мл

Способ приготовления

Отмерить 1 столовую ложку сбора, залить крутым кипятком и настаивать в теплом месте не менее получаса. Готовый настой процедить.

Применение

Принимать при гастритах с пониженной кислотностью по 100 мл 3—4 раза в день за 15—20 минут до приема пищи.

Рецепт 32

Ингредиенты

Сок чистотела

Масло зверобоя

Применение

При геморрое пропитать ватный тампон соком чистотела и осторожно ввести его в задний проход. В первые дни лечения — на 25—30 минут, затем — на 35—40 минут, постепенно доведя время воздействия до 1 часа. Курс лечения не более 2 недель.

Процедуру желательно проводить на ночь, после чего вводить в задний проход тампон, пропитанный маслом зверобоя, и оставлять на 6—8 часов.

Рецепт 33

Ингредиенты

Трава чистотела — 1 столовая ложка

Трава пастушьей сумки — 1 столовая ложка

Трава хвоща полевого — 1 столовая ложка

Трава льнянки обыкновенной — 1 столовая ложка

Трава тысячелистника — 1 столовая ложка

Цветки ромашки — 1 столовая ложка

Вода — 200 мл

Способ приготовления

Отмерить 2 столовые ложки сбора, залить крутым кипятком и настаивать под крышкой в течение 30—40 минут.

Готовый настой процедить, долить кипяченую воду до первоначального объема.

Применение

Принимать при геморрое по 50—70 мл 3 раза в день независимо от приема пищи.

Рецепт 34

Ингредиенты

Трава чистотела — 1 столовая ложка

Корневище одуванчика — 1 столовая ложка

Корень ревеня — 1 столовая ложка

Вода — 1 стакан

Способ приготовления

Измельченные компоненты сбора тщательно перемешать, отмерить 1 столовую ложку и залить кипящей водой.

Настаивать не менее 2 часов. Готовый настой процедить.

Применение

Принимать при запоре 2—3 раза в день по 70—100 г за 15—20 минут до приема пищи.

Рецепт 35

Ингредиенты

Трава чистотела — 1 столовая ложка

Трава горечавки желтой — 1 столовая ложка

Трава вахты трехлистной — 1 столовая ложка

Кора крушины — 2 столовые ложки

Трава мяты перечной — 1 столовая ложка

Листья одуванчика — 2 столовые ложки

Вода — 2 стакана

Способ приготовления

Указанные компоненты сбора тщательно перемешать, отмерить 2 столовые ложки, залить кипящей водой и настаивать под крышкой не менее 60 минут. Готовый настой процедить.

Применение

Принимать при запоре 3 раза в день по 70—100 мл за полчаса до приема пищи.

Рецепт 36

Ингредиенты

Трава чистотела — 1 столовая ложка

Вода — 200 мл

Способ приготовления

Траву чистотела залить крутым кипятком и прогревать на водяной бане в течение 15 минут. Дать смеси остыть до комнатной температуры, процедить и разбавить кипяченой водой до первоначального объема.

Применение

Готовый настой принимать при запоре 3 раза в день по 70—100 мл за 15—20 минут до приема пищи.

Рецепт 37

Ингредиенты

Трава чистотела — 1 чайная ложка

Семя укропа посевного — 3 столовые ложки

Вода — 1 л

Способ приготовления

Указанное количество сырья смешать, залить кипятком и прогревать на водяной бане в течение 15 минут. Затем снять смесь с огня, тепло укутать и настаивать не менее 45—60 минут. Готовый настой процедить.

Применение

Принимать 3 раза в день по 70—100 мл спустя полчаса после приема пищи в качестве средства для очистки кишечника.

Для проведения курса достаточно 3 л отвара. Это средство помогает избавить организм от шлаков и токсинов, что особенно актуально при хронических запорах.

Рецепт 38

Ингредиенты

Трава чистотела — 1 столовая ложка

Мята перечная — 1 столовая ложка

Корневище одуванчика — 1 столовая ложка

Плоды фенхеля — 1 столовая ложка

Кора крушины — 2 столовые ложки

Вода — 2 стакана

Способ приготовления

Все компоненты сбора смешать, отмерить 2 столовые ложки, заварить крутым кипятком и настаивать в течение 45—60 минут. Готовый настой процедить.

Применение

Принимать 3 раза в день по 70—100 мл в качестве средства, регулирующего перистальтику кишечника.

Рецепт 39

Ингредиенты

Трава чистотела — 2 столовые ложки

Трава репейника — 5 столовых ложек

Корневища пырея — 5 столовых ложек

Володушка многожильчатая — 5 столовых ложек

Корень лопуха — 4 столовые ложки

Лист одуванчика — 4 столовые ложки

Лист подорожника — 4 столовые ложки

Трава тысячелистника — 4 столовые ложки

Цветки календулы — 3 столовые ложки

Цветки ромашки — 3 столовые ложки

Семя льна — 3 столовые ложки

Лист черники — 3 столовые ложки

Сушеница топяная — 3 столовые ложки

Трава зверобоя продырявленного — 3 столовые ложки

Плоды укропа посевного — 2 столовые ложки

Кора крушины — 2 столовые ложки

Трава зубчатки поздней — 2 столовые ложки

Трава горца птичьего — 2 столовые ложки

Трава эльсгольции реснитчатой — 2 столовые ложки

Трава шалфея лекарственного — 1 столовая ложка

Вода — 0,5 л

Способ приготовления

Указанные компоненты сбора тщательно перемешать, отмерить 2 столовые ложки сырья, залить в термосе крутым кипятком и настаивать в течение 8—10 часов, после чего процедить.

Применение

Готовый настой принимать при панкреатите 4 раза в день в теплом виде по 0,5 стакана за 20 минут до приема пищи.

Курс лечения — не менее 2 месяцев. Затем необходимо сделать перерыв на 14 дней, после чего лечение можно возобновить. Общая продолжительность курса — от 2 до 3 лет.

Рецепт 40
Ингредиенты
Трава чистотела — 60 г
Цветки черной бузины — 60 г
Трава горца почечуйного — 80 г
Трава копытня европейского — 80 г
Трава дымянки аптечной — 80 г
Семя льна — 40 г
Трава мяты перечной — 40 г
Цветки ромашки — 100 г
Семя тмина — 20 г
Вода — 200 мл

Способ приготовления

Все компоненты измельчить, семена истолочь в ступке, отмерить 1 столовую ложку сырья, залить крутым кипятком и настаивать в течение получаса.

Готовый настой процедить.

Применение

Принимать при энтероколите в теплом виде по 200 мл 3 раза в день за полчаса до приема пищи.

Рецепт 41

Ингредиенты

Трава чистотела — 1 столовая ложка

Трава тысячелистника — 1 столовая ложка

Корневища пырея ползучего — 1 столовая ложка

Корень алтея — 1 столовая ложка

Плоды фенхеля — 1 столовая ложка

Корень солодки — 1 столовая ложка

Цветки ромашки аптечной — 1 столовая ложка

Вода — 1 стакан

Способ приготовления

Перечисленные сухие компоненты перемешать, отмерить 1 столовую ложку, залить кипятком и настаивать под крышкой в течение получаса.

Применение

Готовый настой принимать при язве желудка или двенадцатиперстной кишки в теплом виде по 0,5 стакана 2–3 раза в день за 15–20 минут до приема пищи.

Рецепт 42
Ингредиенты
Настой или настойка травы чистотела
Применение
Для профилактики обострений язвенной болезни желудка или двенадцатиперстной кишки рекомендуется ежедневно выпивать за 15 минут до каждого приема пищи по 50 мл настоя травы чистотела. С этой же целью можно принимать по 1 чайной ложке настойки, приготовленной из травы чистотела.

Заболевания печени и желчевыводящих путей

Рецепт 1
Ингредиенты
Листья алоэ — 1 столовая ложка
Листья крапивы — 1 столовая ложка
Корни крапивы — 1 чайная ложка
Листья зверобоя — 1 столовая ложка
Вода — 4 стакана
Сахар или липовый мед — 1 столовая ложка
Способ приготовления
Залить сухие измельченные корни крапивы кипятком, настаивать 3—4 часа. Приготовить отвар из листьев крапивы, алоэ и зверобоя. Для этого залить их кипятком, кипятить на слабом огне 20—25 минут, настаивать 1 час. Готовый отвар процедить и охладить. Затем добавить мед или сахар.
Применение
Рекомендуется для улучшения работы печени и усиления желчеотделения. Принимать по $1/3$ стакана 2—5 раз за 10 минут до еды.

Рецепт 2
Ингредиенты

Листья алоэ — 1 столовая ложка

Листья винограда — 2 столовые ложки

Цветки зверобоя — 4 столовые ложки

Корни девясила — 1 столовая ложка

Вода — 1 л

Способ приготовления

Все компоненты измельчить и перемешать. Залить кипятком и варить на слабом огне 15 — 20 минут. Настаивать отвар в течение 2 часов, процедить.

Применение

Пить при хроническом холецистите по $^1/_2$ стакана 3 раза в день за несколько минут до еды или во время приема пищи.

Рецепт 3
Ингредиенты

Листья алоэ — 1 столовая ложка

Листья вишни — 1 столовая ложка

Цветки зверобоя — 1 столовая ложка

Молоко — 3 стакана

Способ приготовления

Листья вишни, алоэ и зверобой залить горячим молоком, довести до кипения и держать на слабом огне 30—40 минут. Снять с огня, охладить, процедить и пропустить через фильтр.

Применение

Принимать при заболеваниях печени по 4 столовые ложки 3 раза в день после еды, последний прием — перед сном. Курс лечения — 1—2 месяца.

Рецепт 4
Ингредиенты
Листья алоэ — 1 столовая ложка
Семена аниса — 3 чайные ложки
Зверобой — 4 чайные ложки
Листья мяты — 1 столовая ложка
Вода — 2 стакана
Способ приготовления
Семена аниса хорошо размять в ступке и соединить с измельченным зверобоем и листьями алоэ и мяты. Заварить крутым кипятком, накрыть крышкой и настаивать 30 минут. После этого смесь процедить.

Применение
Принимать отвар маленькими глотками, 7—8 раз в день, запивая небольшим количеством холодной воды. Рекомендуется принимать средство для профилактики заболеваний печени.

Рецепт 5
Ингредиенты
Листья алоэ — 1 столовая ложка
Трава зверобоя — 2 столовые ложки
Кора калины — 4 столовые ложки
Вода — 1 стакан
Способ приготовления
Зверобой и кору калины залить холодной водой, довести до кипения и держать на слабом огне в течение 30—40 минут. Готовый отвар процедить.

Применение
Принимать при заболеваниях печени по 1 столовой ложке 3 раза в день перед едой.

Рецепт 6
Ингредиенты

Сок алоэ — 1 столовая ложка

Небольшая свекла — 1 шт.

Спиртовая настойка зверобоя — 4 столовые ложки

Вода — 1 л

Способ приготовления

Свеклу вымыть, снять кожуру, нарезать кубиками и сложить в небольшую кастрюлю. Залить водой, довести до кипения, варить до мягкости. Затем свеклу вынуть, а отвар процедить. В отвар добавить спиртовую настойку зверобоя и сок алоэ. Все размешать.

Применение

Принимать по $1/2$ стакана в день при воспалении и болях в печени и желчном пузыре.

Рецепт 7
Ингредиенты

Листья алоэ — 1 столовая ложка

Листья примулы — 1 столовая ложка

Трава чистотела — 1 чайная ложка

Вода — 1 стакан

Способ приготовления

Листья примулы, алоэ вера и траву чистотела измельчить, залить кипятком и нагревать на водяной бане 10—20 минут. Затем процедить и остудить.

Применение

Принимать при хроническом холецистите по $1/2$ стакана отвара 2 раза в день через 30 минут после еды.

Рецепт 8
Ингредиенты
Листья алоэ — 1 столовая ложка
Трава зверобоя — 1 столовая ложка
Трава тысячелистника — 1 столовая ложка
Вода — 1 стакан
Способ приготовления
Все компоненты измельчить, залить кипятком, накрыть крышкой и настаивать 1 час. Настой процедить.

Применение
Принимать настой по 1 столовой ложке 3 раза в день перед едой.

Рецепт 9
Ингредиенты
Листья алоэ — 1 столовая ложка
Трава тысячелистника — 1 столовая ложка
Цветки бессмертника — 1 столовая ложка
Трава полыни — 1 чайная ложка
Трава мяты перечной — 1 столовая ложка
Трава чистотела — 1 столовая ложка
Вода — 1 л
Способ приготовления
Все компоненты залить кипятком и настаивать 2 часа в темном прохладном месте. Готовый настой процедить.

Применение
Принимать настой по $1/3$ стакана 3 раза в день за 15 минут до еды при гепатите и холецистите.

Это средство эффективно также при печеночно-болевом синдроме у спортсменов.

Рецепт 10
Ингредиенты

Листья алоэ — 1 столовая ложка

Корни горца змеиного — 1 столовая ложка

Листья дубровника — 1 чайная ложка

Вода — 1 стакан

Способ приготовления

Растительный сбор залить кипятком и настаивать в течение 3 часов. Готовый настой процедить.

Применение

Принимать настой по 1 десертной ложке 3 раза в день при желчнокаменной болезни.

Рецепт 11
Ингредиенты

Листья алоэ — 1 столовая ложка

Трава репешка — 1 столовая ложка

Стебли хвоща полевого — 1 столовая ложка

Вода — 2 стакана

Способ приготовления

Все компоненты залить кипятком и настаивать в течение 3 часов. Готовый настой процедить.

Применение

Принимать при желчнокаменной болезни, холангите и холецистите по 2 столовые ложки 3 раза в день.

Рецепт 12
Ингредиенты

Листья алоэ — 1 столовая ложка

Цветки дрока — 1 столовая ложка

Корни девясила — 1 столовая ложка

Вода — 1 стакан

Способ приготовления

Залить все компоненты кипятком и настаивать 2—3 часа.

Готовый настой процедить.

Применение

Принимать средство по 2 чайные ложки 3 раза в день при заболеваниях печени.

Рецепт 13

Ингредиенты

Листья алоэ — 1 столовая ложка

Трава белладонны — $^1/_2$ чайной ложки

Соцветия бессмертника — 1 чайная ложка

Вода — 1 стакан

Способ приготовления

Все компоненты залить кипятком и настаивать в течение 2 часов. Готовый настой процедить.

Применение

Принимать по 1 чайной ложке 3 раза в день до снятия симптомов дискинезии желчного пузыря на фоне основного лечения.

Рецепт 14

Ингредиенты

Сок алоэ — 4 столовые ложки

Трава чистотела — 2 чайные ложки

Листья мяты перечной — 1 столовая ложка

Трава володушки золотистой — 2 чайные ложки

Вода — 1 стакан

Способ приготовления

Составить лекарственный сбор. Взять 1 столовую ложку смеси, залить кипятком и настаивать 1 час. Готовый настой процедить и добавить в него сок алоэ.

Применение

Принимать по 1 стакану настоя утром и вечером за полчаса до еды при обострении желчнокаменной болезни.

Рецепт 15

Ингредиенты

Сок квашеной капусты — 1 стакан

Сок алоэ — 2 столовые ложки

Способ приготовления

Приготовить свежий сок из листьев алоэ и смешать его с соком квашеной капусты.

Применение

Принимать средство по $1/_2$ стакана 3 раза в день.

Курс лечения при желчнокаменной болезни $1^1/_2$—2 месяца.

Рецепт 16

Ингредиенты

Сок алоэ — 6 столовых ложек

Трава спорыша — 1 столовая ложка

Рыльца кукурузные — 1 столовая ложка

Стручки фасоли — 1 столовая ложка

Трава грыжника гладкого — 1 столовая ложка

Трава толокнянки — 1 столовая ложка

Вода — 1 стакан

Способ приготовления

Составить лекарственный сбор, взять 1 столовую ложку смеси, залить кипятком, настаивать в течение 1 часа, процедить и добавить сок алоэ.

Применение

Настой пить в теплом виде, выпивая стакан в течение дня. Рекомендуется при желчнокаменной болезни.

Рецепт 17

Ингредиенты

Семена моркови — 2 столовые ложки

Сок алоэ — 4 столовые ложки

Способ приготовления

Семена моркови размолоть в кофемолке и смешать порошок с соком алоэ.

Применение

Принимать по $\frac{1}{2}$ чайной ложки 3 раза в день за 30 минут до еды.

Средство помогает выведению камней и песка из печени и желчного пузыря.

Рецепт 18

Ингредиенты

Сок алоэ — 3 столовые ложки

Трава зверобоя — 2 столовые ложки

Трава спорыша — 2 столовые ложки

Трава цмина — 2 столовые ложки

Цветки ромашки аптечной — 1 столовая ложка

Кора крушины — 1 столовая ложка

Вода — 1 л

Способ приготовления

Составить лекарственный сбор.

Взять 4 столовые ложки смеси, залить 1 л некипяченой воды и оставить настаиваться на ночь.

Утром довести настой до кипения и нагревать на слабом огне 7—10 минут. Добавить сок алоэ и размешать.

Применение

Пить средство следует по схеме: натощак выпить 1 стакан, а остальной отвар — в 4 приема (через час после каждого приема пищи). При этом следует неукоснительно соблюдать диету, показанную при заболеваниях печени. Средство эффективно для выведения камней из печени.

Рецепт 19

Ингредиенты

Сок алоэ — 1 стакан

Листья земляники — 3 столовые ложки

Вода — 4 стакана

Способ приготовления

Залить листья земляники кипятком и настаивать 3—4 часа. В готовый отвар добавить сок алоэ.

Применение

Отвар выпивать в течение дня в несколько приемов.

Средство рекомендуется в качестве дополнительного лечения при гепатите.

Рецепт 20
Ингредиенты

Листья алоэ — 1 столовая ложка

Трава цмина — 1 столовая ложка

Кукурузные рыльца — 1 столовая ложка

Вода — 1 л

Способ приготовления

Составить растительный сбор и залить кипятком.

Нагревать на слабом огне 30—40 минут. Готовый отвар процедить.

Применение

Принимать по 1 стакану 3—4 раза в день при гепатите.

Рецепт 21
Ингредиенты

Кора вербы — 1 столовая ложка

Корень мыльнянки — 1 столовая ложка

Сок алоэ — 1 стакан

Водный настой шиповника — 1 стакан

Вода — 2 стакана

Способ приготовления

Смешать измельченные корни, взять 2 чайные ложки смеси, залить кипятком и нагревать на слабом огне 10 минут.

Отвар процедить, добавить сок алоэ и настой шиповника.

Применение

Средство рекомендуется при любом виде гепатита.

Принимать по 2 стакана в течение дня.

Рецепт 22

Ингредиенты

Трава чистотела — 1 столовая ложка

Лист мяты перечной — 1 столовая ложка

Трава тысячелистника — 1 столовая ложка

Плоды фенхеля — 1 столовая ложка

Соцветия бессмертника — 1 столовая ложка

Вода — 400 мл

Способ приготовления

Сухие компоненты сбора тщательно измельчить, сложить в неокисляющуюся посуду, залить крутым кипятком и настаивать в темном месте в течение получаса. Готовый настой процедить.

Применение

Принимать 4 раза в день по 70—100 мл за 15—20 минут до приема пищи в качестве противовоспалительного и желчегонного средства.

Рецепт 23

Ингредиенты

Трава чистотела — 1 столовая ложка

Лист мяты перечной — 1 столовая ложка

Трава володушки золотистой — 1 столовая ложка

Вода — 300 мл

Способ приготовления

Сухие компоненты залить крутым кипятком, дать настояться в течение 45—60 минут, после чего процедить.

Применение

Принимать при гепатите по 150—200 мл 2 раза в день за полчаса до приема пищи.

Рецепт 24
Ингредиенты

Трава чистотела — 50 г

Плоды тмина — 150 г

Кукурузные рыльца — 100 г

Трава льнянки обыкновенной — 100 г

Трава золототысячника — 50 г

Вода — 200 мл

Способ приготовления

Все компоненты сбора перемешать, отмерить 1 столовую ложку сырья, залить горячей водой и настаивать в течение 20—30 минут.

Готовый настой процедить.

Применение

Средство употреблять при гепатите 2 раза в день по 70—100 мл за полчаса до приема пищи.

Рецепт 25
Ингредиенты

Трава чистотела — 1 часть

Цветки ромашки аптечной — 1 часть

Лист вахты трехлистной — 1 часть

Вода — 200 мл

Способ приготовления

Все растительные компоненты измельчить, тщательно перемешать, отмерить 1 столовую ложку готового сбора и залить крутым кипятком. Посуду со смесью тепло укутать и дать средству настояться не менее 1 часа, после чего процедить.

Применение

Готовый настой принимать при гепатите 2 раза в день по 100 мл после приема пищи.

Рецепт 26
Ингредиенты

Трава чистотела — 10 г

Трава зверобоя продырявленного — 10 г

Цветки ромашки — 10 г

Корень солодки — 10 г

Лист мяты перечной — 20 г

Вода — 200 мл

Способ приготовления

Отмерить 1 столовую ложку смеси, залить крутым кипятком и пропаривать под крышкой в течение 7—10 мин. Готовый отвар процедить.

Применение

Принимать при гепатите по 150—200 мл 2 раза в день, утром и вечером, за 15—30 минут до приема пищи.

Рецепт 27
Ингредиенты

Трава чистотела — 0,5 столовой ложки

Корневища девясила — 1 столовая ложка

Трава зверобоя продырявленного — 4 столовые ложки

Вода — 400 мл

Способ приготовления

Сухие компоненты сбора перемешать, залить горячей водой и прогревать на слабом огне в течение 15—20 минут, после чего настаивать под крышкой не менее 3 часов. Готовый отвар процедить.

Применение

Принимать при гепатите 3 раза в день по 70—100 мл за 3—5 минут до еды.

Рецепт 28
Ингредиенты
Трава чистотела — 2 части
Трава хвоща полевого — 1 часть
Трава тысячелистника — 1 часть
Трава адониса весеннего — 1 часть
Вода — 400 мл
Способ приготовления
2 столовые ложки растительного сырья залить крутым кипятком, настаивать в течение 45—60 минут.
Применение
Принимать по 150—200 г 2 раза в день независимо от приема пищи. Это средство рекомендуется при гепатитах, осложненных нарушением кровообращения.

Рецепт 29
Ингредиенты
Трава чистотела — 1 столовая ложка
Лист мяты перечной — 1 столовая ложка
Вода — 2 стакана
Способ приготовления
Указанные компоненты перемешать, залить кипятком и прогревать на медленном огне в неокисляющейся посуде в течение 15 минут. Затем снять смесь с огня и настаивать не менее получаса, после чего настой процедить.
Применение
Принимать при желчнокаменной болезни 2 раза в день утром и вечером по 200 мл.

Рецепт 30
Ингредиенты
Трава чистотела — 3 чайные ложки
Цветки календулы — 1 столовая ложка
70%-ный медицинский спирт — 150 мл
Способ приготовления
Сухие ингредиенты поместить в стеклянную посуду, залить спиртом и настаивать в темном прохладном месте в течение 2—3 недель.

Готовую настойку процедить через несколько слоев марли.

Применение
Принимать при желчнокаменной болезни по 10 капель, разведенных в половине стакана теплой воды. Норма приема — 2 раза в день, утром до еды и вечером после последнего приема пищи.

Рецепт 31
Ингредиенты
Трава чистотела — 2 чайные ложки
Цветки бессмертника песчаного — 3 чайные ложки
Лист мяты перечной — 4 чайные ложки
Семена кинзы (кориандра) — 1 столовая ложка
Вода — 400 мл
Способ приготовления
Сухие компоненты сбора залить крутым кипятком, поставить на медленный огонь и прогревать в течение 15—20 минут, после чего дать настояться не менее 2 часов. Готовый отвар процедить.

Применение

Принимать в качестве натурального желчегонного 3 раза в день по 100 мл за 15—30 минут до приема пищи.

Рецепт 32
Ингредиенты

Трава чистотела — 1 столовая ложка

Трава горца птичьего — 1 столовая ложка

Трава зверобоя продырявленного — 1 столовая ложка

Трава фиалки трехцветной — 1 столовая ложка

Плоды аниса — 1 столовая ложка

Кукурузные рыльца — 1 столовая ложка

Вода — 2 стакана

Способ приготовления

Сырье перемешать, отмерить 1 столовую ложку смеси, поместить в эмалированную посуду, залить крутым кипятком и настаивать в течение получаса, после чего процедить.

Применение

Принимать при желчнокаменной болезни по 200 мл 2 раза в день утром и вечером.

Рецепт 33
Ингредиенты

Трава чистотела — 2 столовые ложки

Шишки хмеля — 2 столовые ложки

Цветки пижмы — 2 столовые ложки

Семя льна — 2 столовые ложки

Лист мяты перечной — 2 столовые ложки

Трава горца птичьего — 5 столовых ложек

Корневища крапивы двудомной — 5 столовых ложек

Корни репейника волосистого — 5 столовых ложек

Корень цикория — 4 столовые ложки

Трава володушки — 4 столовые ложки

Кора крушины — 3 столовые ложки

Трава чабреца — 3 столовые ложки

Вода — 0,5 л

Способ приготовления

Все компоненты сбора тщательно измельчить, перемешать, отмерить 2 столовые ложки сухого сырья, залить в термосе крутым кипятком и настаивать в течение 6—8 часов. Готовый настой процедить.

Применение

При желчнокаменной болезни пить как чай 4 раза в день по 0,5 стакана за 15—30 минут до приема пищи.

Рецепт 34

Ингредиенты

Трава и коренья чистотела — 1 чайная ложка

Вода — 400 мл

Способ приготовления

Сырье измельчить, залить горячей водой и настаивать в течение получаса. Готовый настой процедить.

Применение

Принимать 4 раза в день по полстакана в качестве легкого желчегонного средства.

Рецепт 35
Ингредиенты
Трава чистотела — 1 часть
Трава мяты перечной — 1 часть
Корень цикория — 1 часть
Трава тысячелистника — 1 часть
Лист шалфея лекарственного — 1 часть
Трава репешка обыкновенного — 1 часть
Кора крушины — 1 часть
Корневища одуванчика — 1 часть
Плоды можжевельника — 1 часть
Вода — 1,5 стакана
Способ приготовления
Указанные компоненты перемешать, отмерить 3 чайные ложки готовой смеси и залить кипятком в неокисляющейся посуде. Дать смеси настояться в течение 7—8 часов, после чего процедить.

Применение
Принимать при желчнокаменной болезни 3 раза в день в теплом виде по 0,5 стакана, добавив по вкусу мед или сахар.

Рецепт 36
Ингредиенты
Трава чистотела — 3 чайные ложки
Трава полыни горькой — 3 чайные ложки
Лист мяты перечной — 2 чайные ложки
Трава тысячелистника — 3 чайные ложки
Вода — 1,5 стакана
Способ приготовления
Перечисленные компоненты сбора измельчить, залить крутым кипятком и пропаривать на

медленном огне в течение 15—20 минут. Затем снять смесь с огня и дать настояться под крышкой не менее 2 часов, после чего процедить.

Применение

Принимать при холецистите 2 раза в день по полстакана.

Рецепт 37

Ингредиенты

Трава чистотела — 1 столовая ложка

Цветки бессмертника песчаного — 2 чайные ложки

Вода — 300 мл

Способ приготовления

Сухое сырье поместить в неокисляющуюся посуду, залить крутым кипятком и настаивать в течение 6—8 часов, после чего поставить посуду со смесью на огонь, вскипятить и сразу же процедить.

Применение

Готовое средство принимать при холецистите в теплом виде 3 раза в день по 0,5 стакана, добавив для вкуса мед или сахар.

Рецепт 38

Ингредиенты

Трава чистотела — 1 чайная ложка

Трава льнянки обыкновенной — 2 чайные ложки

Трава золототысячника — 1 чайная ложка

Кукурузные рыльца — 2 чайные ложки

Цветки бессмертника песчаного — 3 чайные ложки

Вода — 0,5 л

Способ приготовления

Указанное количество сырья залить крутым кипятком и дать настояться под крышкой в течение получаса. Готовый настой процедить.

Применение

Принимать при холецистите 3 раза в день по 100—150 мл за полчаса до приема пищи.

Заболевания почек и мочевыводящих путей

Рецепт 1

Ингредиенты

Листья алоэ — 1 столовая ложка

Листья плюща — 1 столовая ложка

Корни пырея ползучего — 2 чайные ложки

Листья полыни метельчатой — 1 столовая ложка

Вода — 2 стакана

Способ приготовления

Все компоненты смешать и залить кипятком. Настаивать 3 часа. Настой процедить.

Применение

Принимать при почечнокаменной болезни по 1 столовой ложке 3 раза в день.

Рецепт 2

Ингредиенты

Листья алоэ — 1 столовая ложка

Корни стальника колючего — 2 чайные ложки

Ягоды смородины — 1 столовая ложка

Листья почечного чая (ортосифона) — 2 чайные ложки

Вода — 1 стакан

Способ приготовления

Залить все компоненты кипятком и настаивать в течение 4 часов. Готовый настой процедить.

Применение

Принимать настой при почечнокаменной болезни по 1 столовой ложке 3 раза в день.

Рецепт 3

Ингредиенты

Листья алоэ — 3 столовые ложки

Цветочные корзинки цмина — 2 столовые ложки

Соцветия липы — 1 столовая ложка

Почки березы — 2 столовые ложки

Цветки ромашки аптечной — 1 столовая ложка

Плоды боярышника — 5 столовых ложек

Плоды рябины — 5 столовых ложек

Зеленые ягоды ежевики — 5 столовых ложек

Вода — 1 л

Способ приготовления

Составить растительный сбор из цмина, березовых почек, липового цвета и цветков ромашки.

Взять 4 столовые ложки смеси, залить кипятком и настаивать в теплой духовке в течение 12 часов. Затем кипятить настой 15 минут на слабом огне. Добавить плоды боярышника, рябину и ежевику и настаивать в горячей духовке 4 часа. Ягоды тщательно растереть, размешать в отваре и все процедить.

Применение

Средство рекомендуется при воспалении почек и мочевого пузыря. Принимать по $1/4$ стакана через каждый час.

Общее количество выпитого отвара в течение суток не должно превышать $2 1/2$ стакана.

Рецепт 4

Ингредиенты

Листья алоэ — 5 столовых ложек

Молоко — 1 л

Способ приготовления

Листья тщательно вымыть, измельчить и варить в молоке на слабом огне в течение 20 минут. Полученную кашицу процедить и отжать.

Применение

Принимать в горячем виде 3 раза в день за 30 минут до еды при сильных болях в области почек.

Рецепт 5

Ингредиенты

Листья алоэ — 4 столовые ложки

Листья толокнянки — 2 столовые ложки

Трава укропа — 2 столовые ложки

Вода — 2 стакана

Способ приготовления

Измельченные листья алоэ залить крутым кипятком и настаивать в течение 30 минут. Толокнянку и укроп залить горячей водой в отдельной посуде, дать настояться и кипятить 10 минут на водяной бане. Отвар процедить и смешать с настоем алоэ.

Применение

Рекомендуется при наличии крупных камней в почках. Принимать 3—4 раза в день через 40 минут после еды.

Средство значительно облегчает боли и способствует отделению мочи.

Рецепт 6

Ингредиенты

Листья алоэ — 5 столовых ложек

Белокочанная капуста — 3 столовые ложки

Листья петрушки — 2 столовые ложки

Лимонный сок — 2 столовые ложки

Способ приготовления

Листья алоэ обдать кипятком и измельчить вместе с зеленью петрушки. Капусту нашинковать и все перемешать. Заправить салат лимонным соком.

Применение

Использовать салат в меню специальной диеты для выведения из организма азотистых продуктов обмена веществ при заболевании гломерулонефритом. Принимать салат следует перед едой 3 раза в день в течение недели.

Рецепт 7

Ингредиенты

Листья алоэ — 1 стакан

Сахар — 4 столовые ложки

Настой шиповника — $1/_2$ стакана

Способ приготовления

Листья алоэ измельчить, засыпать сахаром и поставить в теплое место на 1 час до растворения сахара. Слить готовый сироп, добавить настой шиповника.

Применение

Принимать 2—3 раза в день по 1 столовой ложке после еды для нормализации работы почек.

Рецепт 8

Ингредиенты

Листья алоэ — $2/_3$ стакана

Миндаль — 1 стакан

Молоко — $1^1/_2$ л

Способ приготовления

Листья алоэ пропустить через мясорубку или мелко нарезать. Миндаль измельчить, залить горячим молоком, томить на слабом огне в течение 15 минут, процедить и смешать с кашицей, полученной из листьев алоэ.

Применение

Принимать по 1 столовой ложке 3 раза в день после еды для снятия резей при мочеиспускании.

Рецепт 9

Ингредиенты

Сок алоэ — 4 столовые ложки

Листья чернобыльника — 1 чайная ложка

Листья толокнянки — 1 чайная ложка

Семена моркови — 1 чайная ложка

Трава хвоща — 1 чайная ложка

Семена огородного укропа — 1 чайная ложка

Вода — 2 стакана

Способ приготовления

Составить растительный сбор, залить кипятком, настаивать 8 часов в теплой духовке. Затем довести настой до кипения и кипятить 5—7 минут. Добавить сок алоэ.

Применение

Пить 4 раза в день по $^1/_2$ стакана. Средство рекомендуется при камнях в почках и мочевом пузыре.

Рецепт 10

Ингредиенты

Листья алоэ — 1 столовая ложка

Листья руты — 2 столовые ложки

Листья полыни — 1 столовая ложка

Красное вино — 1 столовая ложка

Способ приготовления

Растительный сбор залить красным вином, разложить смесь на противне и высушить. Затем растереть ее в порошок.

Применение

Принимать при почечнокаменной болезни 3 раза в день, насыпая по $^1/_2$ чайной ложки порошка в рюмку с вишневым соком.

Рецепт 11

Ингредиенты

Корни алоэ — 3 столовые ложки

Корни пырея — 3 столовые ложки

Вода — 1 л

Способ приготовления

Залить измельченные корни кипятком, настаивать 3—4 часа, затем довести до кипения и варить на слабом огне 20—30 минут.

Готовый отвар процедить.

Применение

Принимать ежедневно по 1 стакану 3 раза в день при почечнокаменной болезни.

Рецепт 12

Ингредиенты

Сок алоэ — 7 столовых ложек

Трава пастушьей сумки — 3 столовые ложки

Вода — 1 л

Способ приготовления

Залить траву пастушьей сумки кипятком, настаивать 3—4 часа, добавить сок алоэ.

Применение

Принимать по 1 стакану натощак 2 раза в день. Рекомендуется при почечнокаменной болезни.

Рецепт 13

Ингредиенты

Корни алоэ — 1 столовая ложка

Побеги туи — 1 столовая ложка

Вода — 1 л

Способ приготовления

Залить растительное сырье кипятком и варить 15 минут. Готовый отвар процедить.

Применение

Рекомендуется при почечнокаменной болезни. Принимать 3 раза в день по 1 стакану.

Рецепт 14

Ингредиенты

Молодые побеги алоэ — 2 столовые ложки

Цветки фиалки душистой — 2 столовые ложки

Вода — 1 л

Способ приготовления

Измельчить побеги алоэ, добавить цветки фиалки и залить смесь кипятком. Настаивать 1 час, затем довести до кипения и варить 30—40 минут. Готовый отвар процедить.

Применение

Принимать натощак по 1 стакану 2 раза в день. Средство способствует дроблению камней в почках и мочевом пузыре и очищению почечных лоханок.

Кроме того, отвар обладает мочегонным свойством.

Рецепт 15

Ингредиенты

Побеги алоэ вера — 4 столовые ложки

Столбики кукурузы — 4 столовые ложки

Листья черники — 4 столовые ложки

Листья толокнянки — 4 столовые ложки

Створки фасоли — 4 столовые ложки

Молодые побеги туи — 4 столовые ложки

Овсяная солома — 4 столовые ложки

Побеги ликоподия — 4 столовые ложки

Вода — 1 л

Способ приготовления

Измельчить все компоненты. Взять 4 столовые ложки смеси, залить холодной некипяченой водой и оставить на ночь в теплой духовке. Утром поставить на огонь и кипятить 5—7 минут. Снять с огня и дать настояться 30 минут. Готовое средство процедить.

Применение

Средство рекомендуется при камнях в мочевом пузыре.

Весь полученный объем следует выпивать в течение дня.

Рецепт 16

Ингредиенты

Трава чистотела — 1 столовая ложка

Вода — 400 мл

Способ приготовления

Траву чистотела измельчить, залить крутым кипятком и настаивать в течение 3,5—4 часов. Готовый настой процедить.

Применение

Принимать при мочекаменной болезни 2 раза в день утром и вечером по 70—100 мл.

Рецепт 17

Ингредиенты

Трава чистотела — 3 столовые ложки

40—50%-ный спирт или водка — 200 мл

Способ приготовления

Сухую траву чистотела всыпать в стеклянную посуду, добавить спирт или водку и настаивать в прохладном темном месте в течение недели.

Емкость со смесью нужно периодически встряхивать.

Готовую настойку процедить через несколько слоев стерильной марли.

Применение

Принимать при мочекаменной болезни 3—4 раза в день по 1 ст. л. за 15—20 мин до еды.

Рецепт 18
Ингредиенты

Трава чистотела — 2 столовые ложки

Лист крапивы двудомной — 4 столовые ложки

Трава пастушьей сумки — 1,5 столовой ложки

Лист березы повислой — 4 столовые ложки

Трава золототысячника лекарственного — 2 столовые ложки

Вода — 1 стакан

Способ приготовления

Указанные компоненты сбора тщательно измельчить, перемешать, отмерить 1 столовую ложку и залить крутым кипятком. Смесь поставить на огонь и пропаривать на слабом огне в течение 5 минут. Затем остудить, процедить сквозь марлю.

Применение

Принимать при мочекаменной болезни 3—4 раза в день по 1 десертной ложке после приема пищи. Курс лечения — не менее 1 месяца.

Рецепт 19
Ингредиенты

Трава чистотела — 1 столовая ложка

Корни стальника — 1 столовая ложка

Лапчатка гусиная — 1 столовая ложка

Плоды можжевельника — 1 столовая ложка

Лист березы повислой — 1 столовая ложка

Мед натуральный — 2 столовые ложки

Вода — 1,2 л

Способ приготовления

Сухие компоненты сбора залить крутым кипятком и настаивать в течение получаса, процедить и добавить в него мед.

Применение

Весь готовый настой медленно выпить за один прием. После этого постараться как можно дольше сдерживать позывы к мочеиспусканию, затем разом опорожнить мочевой пузырь. Средство рекомендовано при мочекаменной болезни.

Рецепт 20

Ингредиенты

Трава чистотела — 20 г

Цветки календулы — 60 г

Трава хвоща полевого — 100 г

Трава спорыша — 100 г

Трава будры плющевидной — 100 г

Вода — 1 л

Способ приготовления

Сухие компоненты сбора тщательно измельчить, перемешать, отмерить 3 столовые ложки смеси, залить горячей водой и довести до кипения. Готовый настой процедить.

Применение

При цистите использовать для сидячей ванны.

Рецепт 21
Ингредиенты
Трава чистотела — 1 столовая ложка
Трава зверобоя продырявленного — 1 столовая ложка
Трава череды — 1 столовая ложка
Лист шалфея лекарственного — 1 столовая ложка
Корень валерианы — 1 столовая ложка
Вода — 1 л
Способ приготовления
Отмерить 3 столовые ложки измельченной растительной смеси, залить кипяченой водой, поставить посуду на огонь и довести смесь до кипения.

Затем снять посуду с огня и дать средству остыть.
Применение
Готовый отвар добавить в общую ванну. Средство рекомендовано при цистите.

Рецепт 22
Ингредиенты
Трава чистотела — 1 столовая ложка
Трава череды — 1 столовая ложка
Лист шалфея лекарственного — 1 столовая ложка
Трава зверобоя — 1 столовая ложка
Цветки ромашки аптечной — 1 столовая ложка
Корень валерианы лекарственной — 1 столовая ложка
Вода — 200 мл

Способ приготовления

Сухое растительное сырье заварить крутым кипятком, настаивать в течение 40—50 минут, после чего процедить.

Применение

Готовый настой добавить в ванну. Продолжительность процедуры — от 10 до 15 минут. Температура воды 37—38 °С. Средство рекомендовано при цистите.

Лечение гинекологических заболеваний

Рецепт 1

Ингредиенты

Листья алоэ — 2 столовые ложки

Трава и соцветия зверобоя — 2 столовые ложки

Мед — 1 столовая ложка

Красное вино — 0,5 л

Вода — 1 л

Способ приготовления

Сухие цветки и листья зверобоя насыпать в эмалированную посуду и залить теплой, но некипяченой водой. Довести до кипения и варить на слабом огне 3—4 минуты. Отвар остудить, процедить.

Измельченные листья алоэ размешать с медом до получения однородной массы, которую добавить в остывший отвар и размешать.

Все залить вином, перелить в стеклянную емкость и поставить отвар в темное прохладное место. Средство наберет лечебную силу через 10 дней.

Применение

Рекомендуется употреблять для профилактики воспалительных заболеваний женских половых органов. Принимать по 2 столовые ложки 2 раза в день натощак. Профилактический курс продолжать 14 дней. После 5-дневного перерыва прием можно возобновить.

Рецепт 2
Ингредиенты

Сок алоэ — 3 столовые ложки

Сушеные ягоды облепихи — 2 столовые ложки

Цветки ромашки аптечной — 1 столовая ложка

Майский мед — 2 чайные ложки

Водка — 2 столовые ложки

Вода — 1 л

Способ приготовления

Сушеные ягоды облепихи и цветки ромашки аптечной залить водой и на среднем огне довести до кипения. Кипятить на слабом огне 2—3 минуты. Отвар настаивать 30 минут, затем процедить и поместить в стеклянную емкость. Сок алоэ смешать с водкой и растворить в полученной смеси мед. Добавить в отвар медовую смесь и плотно закрыть. Поставить емкость в прохладное темное место на 3 дня.

Применение

Принимать настойку при хронических воспалительных заболеваниях по 1 столовой ложке 3 раза в день.

Рецепт 3
Ингредиенты

Листья алоэ — 4 столовые ложки

Майский мед — 2 столовые ложки

Гусиный жир — 2 столовые ложки

Облепиховое масло — 2 столовые ложки

Способ приготовления

Измельчить листья алоэ, залить их майским медом, добавить гусиный жир и облепиховое масло. Все хорошо перемешать деревянной лопаточкой, вылить в разогретую посуду и поставить в прохладное темное место на 7 дней.

Применение

Средство рекомендуется при лечении бесплодия. 1 столовую ложку смеси размешивать в стакане горячего молока и пить 3 раза в день.

Рецепт 4
Ингредиенты

Свежие ягоды облепихи — 6 столовых ложек

Плоды шиповника — 1 столовая ложка

Фасоль — 2 столовые ложки

Горох — 1 столовая ложка

Гречневая крупа — 2 столовые ложки

Листья алоэ — 1 столовая ложка

Облепиховое масло — 5 столовых ложек

Лук репчатый — 1 луковица

Соль — $\frac{1}{2}$ чайной ложки

Способ приготовления

Фасоль и горох отварить. Плоды шиповника, свежие или сушеные, залить кипятком и варить 3—4 минуты, слить воду. Вареные фасоль, горох и шиповник откинуть на дуршлаг. В отдельной посуде отварить гречневую крупу.

Листья алоэ измельчить и смешать все компоненты, добавить нашинкованный лук, посолить и заправить облепиховым маслом.

Применение

Полученный салат рекомендуется употреблять в пищу ежедневно для повышения жизненного тонуса, нормализации функции половых органов и, особенно, при лечении бесплодия.

Рецепт 5

Ингредиенты

Сок алоэ — 2 столовые ложки

Трава душицы — 1 столовая ложка

Трава руты лекарственной — 2 чайные ложки

Трава чистотела — 2 чайные ложки

Трава тысячелистника — 2 чайные ложки

Вода — 1 стакан

Способ приготовления

Траву душицы, руты лекарственной, чистотела и тысячелистника залить кипятком, настаивать 30 минут, кипятить на слабом огне 10—15 минут, процедить.

Добавить свежевыжатый сок алоэ и хорошо перемешать.

Применение

Употреблять по 2 столовые ложки 3—5 раз в день при нарушениях менструального цикла.

Рецепт 6

Ингредиенты

Листья алоэ — 2 столовые ложки

Цветки календулы — 2 столовые ложки

Трава тысячелистника — 1 столовая ложка

Трава спорыша — 2 чайные ложки

Вода — 2 стакана

Способ приготовления

Измельченное растительное сырье залить кипятком и настаивать в теплом месте 2—3 часа. Процедить.

Применение

Принимать по $\frac{1}{2}$ стакана 3 раза в день при обильных менструациях и маточном кровотечении.

Рецепт 7

Ингредиенты

Листья алоэ — $1\frac{1}{2}$ стакана

Майский мед — 2 стакана

Кагор (или красное крепленое вино) — 3 стакана

Способ приготовления

Листья алоэ измельчить, добавить мед и кагор. Все тщательно перемешать и поставить на 5 суток в темное прохладное место.

Применение

Первые 5 дней принимать по 1 чайной ложке 3 раза в день за 1 час до еды. Затем по 1 столовой ложке. Длительность лечения — от 2—3 недель до полутора месяцев.

Средство рекомендуется при возникновении фибромиомы.

Рецепт 8
Ингредиенты

Трава душицы   4 столовые ложки

Кора дуба — 6 столовых ложек

Корни алтея лекарственного — 1 столовая ложка

Сок алоэ — 2 столовые ложки

Вода — 1 стакан

Способ приготовления

Взять 5 столовых ложек растительной смеси, залить кипятком, настаивать 2—3 часа, процедить, добавить сок алоэ.

Применение

Использовать для спринцевания 2 раза в день в теплом виде при вульвовагините.

Рецепт 9
Ингредиенты

Цветки ромашки аптечной — 1 столовая ложка

Трава лапчатки прямостоячей — 1 столовая ложка

Сок алоэ — 1 столовая ложка

Способ приготовления

Сухие растения хорошо перемешать, насыпать 1 столовую ложку смеси в термос, залить 2 стаканами крутого кипятка.

Настаивать 8—10 часов, процедить, добавить сок алоэ.

Применение

Рекомендуется в качестве дополнительного лечения вульвовагинита, для спринцевания и ванночек.

Рецепт 10
Ингредиенты

Листья алоэ — 1 столовая ложка

Листья крапивы — 1 столовая ложка

Кора крушины ломкой — 1 столовая ложка

Трава тимьяна — 2 столовые ложки

Листья мать-и-мачехи — 2 столовые ложки

Корневище аира — 2 столовые ложки

Вода — 2 стакана

Способ приготовления

Взять 2 столовые ложки растительной смеси, насыпать в термос, залить кипятком, настаивать 8—10 часов. Полученный настой процедить.

Применение

Принимать при вульвите и кольпите внутрь по $^1/_2$ стакана 3 раза в день. Настой можно использовать для спринцевания.

Рецепт 11
Ингредиенты

Листья алоэ — 1 столовая ложка

Вода — 1 стакан

Способ приготовления

Залить измельченные листья алоэ кипятком и кипятить в течение 15 минут. Затем укутать посуду с отваром и настаивать в течение 45 минут.

Готовый отвар процедить.

Применение

Средство рекомендуется при климактерическом синдроме. Принимать по 1 столовой ложке 6 раз в день.

Рецепт 12
Ингредиенты
Цветки ромашки аптечной — 1 столовая ложка
Листья шалфея — 1 столовая ложка
Трава зверобоя — 2 чайные ложки
Сок алоэ — 2 столовые ложки
Вода — 1 л
Способ приготовления
Взять 2 столовые ложки смеси трав, залить кипятком, настаивать в течение 2—3 часов, процедить, добавить сок алоэ.
Применение
Использовать для спринцевания или ванночек при воспалительных заболеваниях женских половых органов.

Рецепт 13
Ингредиенты
Листья алоэ — 1 столовая ложка
Кожура семян каштана — 1 столовая ложка
Вода — 1 стакан
Способ приготовления
Залить компоненты горячей водой и кипятить 10 минут на слабом огне.
Отвару дать настояться, охладить и процедить.
Применение
Средство использовать для спринцевания 2 раза в день при маточных кровотечениях, возникающих в период климакса или вследствие других причин, не связанных со злокачественными новообразованиями.

Рецепт 14

Ингредиенты

Листья алоэ — 1 столовая ложка

Семена льна — 1 столовая ложка

Трава пастушьей сумки — 1 столовая ложка

Трава водяного перца — 1 столовая ложка

Корни крапивы — 1 столовая ложка

Корни окопника — 1 столовая ложка

Лепестки розы — 1 столовая ложка

Цветки календулы — 1 столовая ложка

Вода — 2 л

Способ приготовления

Составить лекарственный сбор.

Взять 2 столовые ложки смеси, залить кипятком и кипятить в течение 20 минут.

Несколько раз процедить через 2—3 слоя марли, отжав остаток.

Применение

Отвар в теплом виде использовать для спринцевания.

Рецепт 15

Ингредиенты

Цветки боярышника — 3 столовые ложки

Сок алоэ — 3 столовые ложки

Вода — 3 стакана.

Способ приготовления

Цветки боярышника залить кипятком и кипятить на слабом огне 15 минут. Отвар процедить, добавить сок алоэ.

Применение

Принимать по 1 стакану 3 раза в день при наступлении климакса.

Рецепт 16

Ингредиенты

Сок алоэ   1 столовая ложка

Сок листьев руты — 1 столовая ложка

Спирт — 6 столовых ложек

Способ приготовления

Сок размятых листьев руты и сок алоэ добавить в спирт и поставить на 10 дней в темное место. Настойку процедить, отжать сырье и снова процедить.

Применение

Принимать 3 раза в день по 10 капель настойки на кусочке сахара. Рекомендуется при сильных приливах крови к голове в период наступления климакса.

Рецепт 17

Ингредиенты

Чистотел (трава и корень) — 1 растение

Вода — по необходимости

Способ приготовления

Все растение чистотела (траву и корень) очистить, вымыть, нарезать небольшими кусочками, примерно по 1 см. Подготовленной смесью до половины наполнить полулитровую банку, затем добавить кипяток и накрыть посуду крышкой.

Когда настой остынет, процедить его сквозь марлю.

Применение

Готовый настой принимать при аменорее по 70—100 мл 3 раза в день за 12—15 минут до приема пищи.

Через неделю после начала приема средства сделать перерыв на 2 дня, после чего возобновить лечение.

Рецепт 18
Ингредиенты

Трава чистотела — 2 столовые ложки

Трава тысячелистника — 2 столовые ложки

Трава зверобоя — 2 столовые ложки

Трава эхинацеи пурпурной — 2 столовые ложки

Кора дуба — 2 столовые ложки

Лист шалфея — 2 столовые ложки

Корни лабазника — 2 столовые ложки

Трава горца змеиного — 1 столовая ложка

Лист подорожника — 1 столовая ложка

Трава лапчатки гусиной — 1 столовая ложка

Цветки календулы — 1 столовая ложка

Цветки ромашки — 1 столовая ложка

Вода — 1 стакан

Способ приготовления

Все компоненты сбора перемешать, отмерить 1 столовую ложку, залить крутым кипятком и настаивать в течение 35—40 минут. Готовый настой процедить.

Применение

Принимать при белях 3 раза в день по 50—70 мл перед едой.

Рецепт 19
Ингредиенты

Трава чистотела — 0,5 столовой ложки

Цветки ромашки — 1 столовая ложка

Трава лапчатки гусиной — 1 столовая ложка
Трава тысячелистника — 1 столовая ложка
Вода — 1 стакан

Способ приготовления

Сухие компоненты сбора перемешать, отмерить 1 столовую ложку сухой смеси, заварить крутым кипятком и настаивать в течение получаса. Готовый настой процедить, травы отжать.

Применение

Пить в течение дня, разделив на несколько приемов. Средство помогает облегчить состояние перед менопаузой и некоторое время после нее.

Рецепт 20

Ингредиенты

Трава чистотела — 1 чайная ложка
Трава мяты перечной — 1 столовая ложка
Трава омелы — 1,5 столовой ложки
Лист крапивы жгучей — 1 столовая ложка
Трава горца птичьего — 1,5 столовой ложки
Трава хвоща полевого — 1 столовая ложка
Цветки календулы — 0,5 столовой ложки
Вода — 1 стакан

Способ приготовления

Сухие компоненты тщательно перемешать. Залить кипятком и настаивать под крышкой в течение 5,5–6 часов. Готовый настой процедить.

Применение

Принимать при миоме матки 3 раза в день по 1–2 столовые ложки за 45–60 минут до приема пищи.

Прием настоя внутрь рекомендуется сочетать со спринцеваниями. Для этого 2 столовые ложки готового настоя нужно разбавить 1 л теплой кипяченой воды. Эту процедуру лучше проводить вечером, перед сном. Курс лечения — 10 дней.

Рецепт 21
Ингредиенты
Трава чистотела — 25 г
Прополис — 25 г
Трава полыни горькой — 25 г
Корни пиона уклоняющегося — 25 г
Сосновые почки — 25 г
Цветки календулы — 25 г
70%-ный медицинский спирт — 1 л
Способ приготовления
Все компоненты сбора смешать в двухлитровой банке и оставить настаиваться в темном месте на 14 дней. Посуду со смесью периодически встряхивать. Готовую настойку отфильтровать.

Применение
Принимать при миоме матки 3 раза в день по 1 чайной ложке до приема пищи.

Указанного количества настойки достаточно для проведения полного курса.

Рецепт 22
Ингредиенты
Свежий сок чистотела — 100 мл
70%-ный спирт — 100 мл
Натуральный мед — 200 г

Способ приготовления

Все указанные компоненты смешать в стеклянной посуде и настаивать в течение 5 дней, тщательно укупорив. Затем средство охладить.

Применение

Принимать при миоме матки 1 раз в сутки по 1 десертной ложке натощак, за полчаса до первого приема пищи. Запивать средство не рекомендуется, лучше перебить неприятный вкус 1—2 чайными ложками сливочного масла. Перед употреблением смесь необходимо взбалтывать. Указанное количество средства рассчитано на полный курс лечения (2,5 месяца).

Рецепт 23

Ингредиенты

Трава чистотела — 1 столовая ложка

Вода — 200 мл

Способ приготовления

Приготовить настой чистотела, процедить. Затем развести его водой из расчета 1 столовая ложка настоя на 200 мл воды.

Применение

Принимать при миоме матки 3 раза в день по 100 мл за 30 минут до приема пищи в течение полутора недель. Сделать перерыв 10 дней, после чего лечение возобновить. Таким образом провести 3 курса лечения с 10-дневными перерывами.

Внутренний прием настоя сочетать со спринцеванием, используя тот же самый раствор. Процедуру проводить вечером, не чаще 2 раз в неделю.

Рецепт 24

При миоме, сопровождаемой кровотечениями, рекомендуется следующее средство.

Ингредиенты

Трава чистотела — 1 столовая ложка

Вода — 200 мл

Способ приготовления

Сухую измельченную траву чистотела залить горячей водой и пропаривать на водяной бане в течение 20—25 минут. Затем дать смеси остыть и процедить.

Применение

Готовый настой принимать при миоме матки в теплом виде 2—4 раза в день по 70—100 мл.

Рецепт 25

Ингредиенты

Трава чистотела — 1 столовая ложка

Вода — 1 л

Способ приготовления

Траву чистотела измельчить, залить кипятком и пропаривать 3 минуты, после чего настаивать в течение 45—60 минут и процедить.

Применение

Готовый настой применять при кандидозе в теплом виде для спринцеваний.

Рецепт 26

Ингредиенты

Трава чистотела — 1 столовая ложка

Лист крапивы двудомной — 1 столовая ложка

Трава пастушьей сумки — 1 столовая ложка

Семя укропа посевного — 1 столовая ложка

Березовые почки — 1 столовая ложка

Вода — 3 л

Способ приготовления

Сухие компоненты сбора залить крутым кипятком в неокисляющейся посуде, поставить на огонь, вскипятить и пропаривать под крышкой в течение 7—8 минут. Затем снять смесь с огня, дать остыть в течение получаса, после чего процедить.

Применение

Готовый отвар принимать при дисфункции яичников перед едой по 70—100 г 3 раза в день.

Одновременно можно проводить спринцевание тем же самым отваром.

Рецепт 27

Ингредиенты

Сок чистотела — 1 столовая ложка

Сок крапивы двудомной — 1 столовая ложка

Способ приготовления

Свежевыжатый сок чистотела смешать со свежим соком крапивы.

Применение

Смочить смесью ватный тампон и ввести во влагалище на 30—40 минут.

Курс лечения — не более 10 дней.

Средство эффективно при эрозии матки.

Рецепт 28
Ингредиенты
Трава чистотела — 1 столовая ложка
Вода — 0,5 л
Способ приготовления
Сухую траву чистотела залить крутым кипятком и настаивать в течение 45—60 минут. Готовый настой процедить.
Применение
Применять при эрозии шейки матки в качестве средства для спринцевания.

Заболевания нервной системы

Рецепт 1
Ингредиенты
Листья алоэ — 2 столовые ложки
Вода — 2 стакана
Способ приготовления
Измельченные листья алоэ залить кипятком и настаивать в течение 30 минут. Остудить и процедить.
Применение
Настой пить в горячем виде при приступах мигрени. Выпивать следует 1 стакан за один прием.

Рецепт 2
Ингредиенты
Листья алоэ — 1 столовая ложка
Липовый цвет — 1 столовая ложка
Семена болиголова — $1/_2$ чайной ложки
Вода — 1 стакан

Способ приготовления

Залить кипятком все компоненты и настаивать в течение 40 минут. Настой процедить.

Применение

Принимать по 1 чайной ложке каждый час, пока головная боль не исчезнет. Средство не рекомендуется при гипертонической болезни и нарушениях сердечного ритма.

Рецепт 3

Ингредиенты

Листья алоэ — 1 столовая ложка

Корни кровохлебки — 2 чайные ложки

Плоды рябины черноплодной — 1 столовая ложка

Вода — 1 стакан

Способ приготовления

Залить кипятком растительное сырье и настаивать в течение 1 часа. Готовый настой процедить.

Применение

Принимать по 2 столовые ложки 4 раза в день. Рекомендуется при головокружении, сопровождающем гипертоническую болезнь.

Рецепт 4

Ингредиенты

Листья алоэ — 2 столовые ложки

Корни женьшеня — 2 шт.

Спирт 70%-ный — 1 стакан

Способ приготовления

Алоэ с женьшенем залить спиртом и настаивать в течение 1 месяца.

Применение
Принимать при неврастении по 2 чайные ложки 3 раза в день.

Рецепт 5
Ингредиенты
Листья алоэ — 2 столовые ложки
Семена лимонника китайского — 2 чайные ложки
Листья толокнянки — 1 столовая ложка
Вода — 2 стакана
Способ приготовления
Растительное сырье залить кипятком и настаивать в течение 3 часов.
Готовый настой процедить.
Применение
Принимать при неврастении по 1 столовой ложке 4 раза в день. Курс лечения — 14 дней, после недельного перерыва его можно повторить.

Рецепт 6
Ингредиенты
Листья алоэ вера — 1 столовая ложка
Корни валерианы каменной — 1 столовая ложка
Корни полыни обыкновенной — 1 столовая ложка
Вода — 2 стакана
Способ приготовления
Растительное сырье залить кипятком и настаивать в течение 5 часов. Готовый настой процедить.

Применение

Принимать при неврастении в теплом виде по 1 столовой ложке 3 раза в день до полного исчезновения симптомов болезни.

Рецепт 7

Ингредиенты

Сок алоэ — 8 столовых ложек

Листья алоэ — 2 стакана

Красное вино — $1^1/_2$ стакана

Мед — 1 стакан

Способ приготовления

Листья алоэ измельчить и отжать сок. Отжатые листья смешать с красным вином, добавить сок алоэ и мед и поставить настаиваться в темное место на неделю.

Применение

Принимать настой в качестве профилактического средства от депрессии по 1 столовой ложке за 30 минут до еды.

Рецепт 8

Ингредиенты

Листья алоэ — 5 столовых ложек

Сахарный песок — 1 стакан

Способ приготовления

Листья алоэ измельчить и переложить в бутылку с широким горлышком.

Засыпать листья сахарным песком, завязать горлышко марлей и настаивать 3 дня. Сироп слить, массу отжать, а полученный сок процедить.

Применение

Сироп принимать по 1 столовой ложке 3 раза в день до еды при депрессивных состояниях.

Травмы, раны, ожоги и укусы

Рецепт 1

Ингредиенты

Листья алоэ — 1 стакан

Свиное нутряное сало — 3 столовые ложки

Способ приготовления

Листья алоэ измельчить, добавить свиное нутряное сало и тщательно размешать. Смесь поставить в темное прохладное место на 3 дня.

Применение

Мазь рекомендуется использовать для лечения незаживающих язв. Накладывать повязку с мазью следует 1 раз в день.

Рецепт 2

Ингредиенты

Листья алоэ — 2 столовые ложки

Листья руты — 2 столовые ложки

Миндальное масло — 2 столовые ложки

Способ приготовления

Тщательно измельчить листья алоэ и руты, растереть их с миндальным маслом в кашицу.

Применение

Накладывать кашицу на места ушибов с кровоподтеками.

Держать средство на коже не более 10 минут, так как может возникнуть аллергическая реакция на кожном покрове.

Рецепт 3
Ингредиенты

Корни алоэ   1 столовая ложка

Корни раковых шеек — 1 столовая ложка

Корни таволги — 1 столовая ложка

Вода — 2 л

Способ приготовления

Измельчить корни растений, залить горячей водой и кипятить 30 минут. Готовый отвар процедить.

Применение

Рекомендуется для промывания ран и компрессов на незаживающие раны.

Рецепт 4
Ингредиенты

Листья алоэ — 2 столовые ложки

Цветки зверобоя — 2 столовые ложки

Миндальное или подсолнечное масло — 4 столовые ложки.

Способ приготовления

Залить маслом растительное сырье и настаивать 3 недели.

Применение

Прикладывать к незаживающим ранам и смазывать места укуса собаки.

Рецепт 5
Ингредиенты

Побеги алоэ — 2 столовые ложки

Побеги хвоща — 2 столовые ложки

Вода — 2 стакана

Способ приготовления

Побеги измельчить. Залить растительное сырье водой, довести до кипения и держать на слабом огне 7—8 часов. Готовый отвар процедить.

Применение

Средство рекомендуется для примочек на раны.

Рецепт 6

Ингредиенты

Корни алоэ — 5 столовых ложек

Свежий корень лопуха — 4 столовые ложки

Растительное масло (миндальное) — 1 стакан

Способ приготовления

Корни измельчить, залить маслом и настаивать 24 часа в теплом месте. Поставить настой на огонь, довести до кипения и варить 15 минут на слабом огне. Готовое средство тщательно процедить.

Применение

Использовать для примочек при лечении незаживающих ран.

Рецепт 7

Ингредиенты

Сок алоэ — 8 столовых ложек

Трава и цветки вьюнка — 6 столовых ложек

Спирт — 1 стакан

Способ приготовления

Траву и цветки вьюнка залить спиртом, настаивать 15 дней, отфильтровать и слить в бутылку, добавив сок алоэ.

Применение

Развести 1 столовую ложку настойки в $^1/_2$ стакана кипяченой воды и использовать для компрессов и примочек к ранам.

Рецепт 8

Ингредиенты

Листья алоэ — 2 столовые ложки

Цветки календулы — 2 столовые ложки

Цветки ромашки аптечной — 2 столовые ложки

Вода — 1 стакан

Способ приготовления

Все компоненты измельчить, перемешать, переложить в фарфоровую посуду и залить крутым кипятком.

Настаивать 30 минут. Готовый настой процедить.

Применение

Использовать для промывания незаживающих ран.

Рецепт 9

Ингредиенты

Листья алоэ — 2 чайные ложки

Трава хвоща полевого — 2 чайные ложки

Цветки календулы — 2 чайные ложки

Трава донника — 2 чайные ложки

Вода — 2 стакана

Способ приготовления

Взять 3 столовые ложки сбора, залить кипятком, остудить, воду слить.

Применение

Оставшуюся в посуде траву завернуть в марлю и в теплом виде приложить к пораженному участку кожи.

Рекомендуется при лечении фурункулов и воспалившихся ран.

Рецепт 10

Ингредиенты

Листья алоэ — 2 стакана

Подсолнечное масло — 4 стакана

Спирт 40%-ный — 2 стакана

Способ приготовления

Свежие листья алоэ залить подсолнечным маслом, добавить спирт и настаивать в течение 3 дней.

После этого выпарить спирт на медленном огне.

Применение

Используется при лечении ран и пролежней.

Рецепт 11

Ингредиенты

Молодые побеги алоэ — 1 столовая ложка

Животное сало — 1 столовая ложка

Способ приготовления

Варить измельченные побеги алоэ 30 минут, растереть их в кашицу и смешать с животным салом.

Применение

Накладывать на место укуса насекомого для снятия болезненного раздражения.

Рецепт 12

Ингредиенты

Листья алоэ — 1 столовая ложка

Трава зверобоя — 3 столовые ложки

Трава тысячелистника — 2 столовые ложки

Цветки календулы — 1 столовая ложка

Спирт 76%-ный — 1 стакан

Способ приготовления

Растительный сбор залить спиртом и настаивать 2 недели.

Применение

Готовой настойкой натирать ушибы, кровоподтеки и небольшие раны.

Рецепт 13

Ингредиенты

Листья алоэ — 1 столовая ложка

Трава чистотела — 3 чайные ложки

Листья липы — 2 чайные ложки

Вода — $1/2$ стакана

Способ приготовления

Все компоненты измельчить, перемешать, залить кипятком и настаивать 30 минут. Готовый настой процедить.

Применение

Растирать приготовленной смесью ушибленные места.

Рецепт 14

Ингредиенты

Листья алоэ — 1 столовая ложка

Свежие листья подорожника — 2 чайные ложки

Трава чистотела — 1 столовая ложка

Вода — $^1/_2$ стакана

Способ приготовления

Сухую траву чистотела растереть в порошок.

Свежие листья подорожника и алоэ измельчить.

Компоненты соединить, добавить теплую воду, чтобы получилась кашица.

Применение

Нанести смесь на кусочек марли, приложить к ране и зафиксировать повязкой на 2—3 часа. Средство способствует быстрому заживлению.

Рецепт 15

Ингредиенты

Листья алоэ — 1 столовая ложка

Трава чистотела — 2 чайные ложки

Кора калины — 2 чайные ложки

Вода — $^1/_2$ стакана

Способ приготовления

Все компоненты измельчить, залить кипятком и настаивать 30 минут.

Настой процедить.

Применение

Полученную кашицу нанести на поврежденный участок на 15—20 минут.

Затем смыть теплой водой и наложить фиксирующую повязку.

Средство способствует быстрому сужению сосудов и заживлению ран.

Рецепт 16
Ингредиенты
Листья алоэ — 1 столовая ложка
Трава чистотела — 3 чайные ложки
Морковь — 1 шт.
Способ приготовления
Морковь вымыть, очистить и натереть на мелкой терке. Траву чистотела и листья алоэ измельчить. Смешать все компоненты.

Применение
Наносить смесь на марлевую салфетку и прикладывать к пораженному месту 1 раз в день.

Средство обладает хорошим антибактериальным и очистительным действием.

Рецепт 17
Ингредиенты
Сок чистотела
Применение
В случае с солнечными ожогами можно 3—4 раза в день смазывать пораженные участки кожи свежим соком чистотела.

Рецепт 18
При обширных поражениях конечностей (1—2-я степень ожога) можно принимать местные ванны из расчета на 1 л кипяченой воды 200 мл отвара чистотела, 2 столовые ложки натурального меда и 1 столовую ложку любого шампуня. Температура воды не должна быть выше 39 °C, продолжительность процедуры — 15 минут.

После принятия ванны нужно подождать, пока пораженная кожа высохнет на воздухе, после чего нанести на нее крем следующего состава.

Ингредиенты
Порошок из листьев чистотела — 1 часть
Прополис — 1 часть
Сосновая живица — 1 часть
Пчелиный мед — 1 часть
Способ приготовления
Для приготовления крема все указанные компоненты смешать до получения однородной массы. В первые дни крем следует смывать теплой кипяченой водой спустя 2 часа после применения, чтобы вовремя заметить возможную аллергическую реакцию организма.

Рецепт 19
Ингредиенты
Трава чистотела — 20 г
Лист мяты перечной — 20 г
Трава полыни — 20 г
Трава зверобоя — 20 г
Трава тимьяна ползучего — 20 г
Цветки календулы — 20 г
Соцветия ромашки аптечной — 20 г
Сосновые почки — 20 г
Плоды фенхеля — 20 г
Плоды шиповника — 20 г
Плоды тмина — 20 г
Камфарное масло — 20 г
Ментоловое масло — 20 г

Масло фенхеля — 20 г
Растительное масло — 20 г
Способ приготовления
Растительное сырье тщательно измельчить, перемешать с маслами до получения однородной массы, поместить в неокисляющуюся посуду и прогревать на водяной бане не
менее 6 часов. Готовое средство еще раз перемешать и охладить.
Применение
Использовать только наружно.

Рецепт 20
Ингредиенты
Сок чистотела
Применение
Раны и язвы, в т. ч. образовавшиеся в ре-
зультате ожогов и обморожений, 3—4 раза в
день смазывать свежим соком чистотела.
С этой же целью можно применять кашицу,
приготовленную из свежесобранных листьев
чистотела.

Рецепт 21
Ингредиенты
Свежие листья чистотела — 2 части
Свежая трава зверобоя — 2 части
Свежесобранные цветки росянки —
1 часть
Свежие цветки календулы — 1 часть
Растительное масло — по необходимости
Способ приготовления
Собранное сырье тщательно промыть, дать

высохнуть, после чего измельчить до получения однородной кашицы. Затем добавить к зеленой массе несколько столовых ложек прокипяченного растительного масла.

Применение

Осторожно нанести на поврежденные поверхности кожи (язвы от ожогов или обморожений) с помощью марлевого тампона.

Заболевания кожи

Рецепт 1

Ингредиенты

Сок алоэ вера — 1 столовая ложка

Вода — 5 столовых ложек

Способ приготовления

К соку алоэ вера добавить воду, настаивать в течение 2 часов, а затем довести до кипения и 3—5 минут кипятить.

Применение

Использовать для примочек на пораженные прыщами участки кожи.

Настой более эффективен для жирной и пористой кожи.

Рецепт 2

Ингредиенты

Сок алоэ — 1 столовая ложка

Вода — 1 столовая ложка

Способ приготовления

Отжать сок алоэ из измельченных листьев и смешать его с теплой водой. Настаивать 30 минут.

Применение

При поражении кожи розовыми угрями хороший эффскт даст умывание приготовленным настоем.

Подобную процедуру рекомендуется проводить 1 раз в день через день. Курс лечения рассчитан на 50 дней.

Рецепт 3
Ингредиенты

Сок алоэ — 1 столовая ложка

Мед — 5 столовых ложек

Способ приготовления

Мед и сок алоэ тщательно размешать.

Применение

Смазывать кожу при дерматите, используя средство в качестве дополнительного лечения.

Рецепт 4
Ингредиенты

Сок алоэ — 1 столовая ложка

Вода — 3 столовые ложки

Способ приготовления

Развести сок алоэ теплой кипяченой водой.

Применение

Использовать для примочек на начальной стадии экземы.

Рецепт 5
Ингредиенты

Сок алоэ — 1 столовая ложка

Вазелин — 2 столовые ложки

Способ приготовления

Растереть вазелин с соком алоэ.

Применение

Мазь использовать для нанесения на пораженные участки кожи на начальной стадии экземы и нейродермита. Одновременно с этим необходим прием препаратов или настоев успокаивающего действия.

Рецепт 6

Ингредиенты

Листья алоэ — 2 столовые ложки

Трава спорыша — 2 столовые ложки

Трава чистотела — 1 столовая ложка

Корни одуванчика — 1 столовая ложка

Кукурузные рыльца — 1 столовая ложка

Трава зверобоя — 1 столовая ложка

Трава фиалки трехцветной — 1 столовая ложка

Семена кориандра — 1 чайная ложка

Семена аниса — 1 чайная ложка

Вода — 3 л

Способ приготовления

Смешать все компоненты, залить кипятком, накрыть крышкой и поставить на 2—3 часа в темное место. После этого отвар процедить.

Применение

Полученный настой использовать для лечебных ванн при обширном нейродермите и крапивнице (сыпи, вызванной нервным расстройством). Для этого весь настой вылить в ванну с теплой водой. Принимать ванны ежедневно на протяжении 10 дней.

Рецепт 7

Ингредиенты

Листья алоэ — 1 столовая ложка

Листья шалфея — 5 столовых ложек

Корни медуницы — 5 столовых ложек

Трава чистотела — 1 столовая ложка

Листья черной смородины — 5 столовых ложек

Трава чабреца — 5 столовых ложек

Кора дуба — 5 столовых ложек

Соцветия ромашки аптечной — 3 столовые ложки

Хвоя сосны — 15 столовых ложек

Корни лопуха — 10 столовых ложек

Листья грецкого ореха — 10 столовых ложек

Трава череды — 10 столовых ложек

Корневища аира — 10 столовых ложек

Пшеничные отруби — 2 стакана

Зерна проросшей ржи — 1 стакан

Вода — 3 л

Способ приготовления

Все компоненты перемешать, залить водой, довести до кипения и варить на слабом огне 30 минут.

Готовый отвар остудить, процедить.

Применение

Отвар использовать для лечебных ванн при аллергической сыпи, вызванной нервным срывом. Данным средством можно лечить педикулез.

Принимать ванны рекомендуется ежедневно по 15 минут до полного излечения.

Рецепт 8

Ингредиенты

Листья алоэ — 1 столовая ложка

Листья и кора грецкого ореха — 4 столовые ложки

Корни лапчатки гусиной — 4 столовые ложки

Корни прангоса — 3 столовые ложки

Трава чистотела — 2 столовые ложки

Вода — 2 л

Способ приготовления

Все компоненты измельчить, смешать, залить кипятком и варить на слабом огне в течение 20 минут.

Готовый отвар процедить.

Применение

Отвар рекомендуется для лечебных ванн при педикулезе и крапивнице. Количество приготовленного отвара достаточно для приготовления одной ванны. Температура воды должна быть 36—37 ˚С. Курс лечения не менее 10 дней.

Рецепт 9

Ингредиенты

Трава зверобоя — 2 столовые ложки

Листья алоэ — 3 столовые ложки

Листья тысячелистника — 1 столовая ложка

Яичный желток — 1 шт.

Мед — 1 столовая ложка

Растительное масло — 1 чайная ложка

Вода — $1/2$ стакана

Способ приготовления

Растительный сбор залить кипятком и настаивать 10—15 минут. Настой остудить, добавить желток, мед и растительное масло. Все тщательно перемешать.

Применение

С помощью ватного тампона нанести мазь на пораженную поверхность, держать в течение 5—10 минут, не давая высыхать. Затем смыть мазь теплой водой. Рекомендуется при лечении фурункулеза.

Рецепт 10

Ингредиенты

Листья алоэ — 2 столовые ложки

Корень девясила высокого — 2 столовые ложки

Цветки календулы — 2 столовые ложки

Листья подорожника — 2 столовые ложки

Трава шалфея — 2 столовые ложки

Трава хвоща полевого — 1 столовая ложка

Трава зверобоя — 3 столовые ложки

Вода — 1 стакан

Способ приготовления

Приготовить лекарственный сбор из сухих растений. Взять 1 столовую ложку смеси, добавить измельченные листья алоэ, залить кипятком, нагревать на водяной бане 30 минут, процедить.

Применение

Принимать по $\frac{1}{3}$ стакана 3 раза в день до еды при гнойничковых заболеваниях кожи.

Рецепт 11
Ингредиенты

Сок алоэ — 2 столовые ложки

Листья крапивы двудомной — 4 столовые ложки

Плоды шиповника коричного — 4 столовые ложки

Листья березы белой — 2 столовые ложки

Корневища валерианы — 2 столовые ложки

Трава душицы — 2 столовые ложки

Цветки календулы — 2 столовые ложки

Трава фиалки трехцветной — 2 столовые ложки

Трава хвоща полевого — 2 столовые ложки

Трава череды — 2 столовые ложки

Цветки василька синего — 1 столовая ложка

Листья мяты перечной — 1 столовая ложка

Трава тимьяна ползучего — 1 столовая ложка

Трава тысячелистника — 1 столовая ложка

Вода — 2 стакана

Способ приготовления

Приготовить лекарственный сбор. Взять 1 столовую ложку смеси, залить кипятком и настаивать в термосе 2 часа. Готовый настой процедить и добавить сок алоэ.

Применение

Принимать настой при лечении аллергического дерматита. Рекомендуемая суточная доза для детей до 1 года — 50—70 мл, от 2 до 3 лет — 70—120 мл, от 3 до 4 лет — 120—150 мл, от 4 до 7 лет — 150—200 мл, от 7 до 14 лет — 250 мл.

Суточную норму следует принимать в 4 приема перед едой. Курс лечения продолжительностью от 3 месяцев до 1 года.

Рецепт 12
Ингредиенты
Листья алоэ — 2 столовые ложки
Корень валерианы — 2 столовые ложки
Трава череды — 2 столовые ложки
Трава душицы — 1 столовая ложка
Листья крапивы двудомной — 1 столовая ложка
Корень солодки голой — 1 столовая ложка
Трава тимьяна ползучего — 1 столовая ложка
Трава фиалки трехцветной — 1 столовая ложка
Трава хвоща полевого — 1 столовая ложка
Вода — 1 стакан
Способ приготовления
Приготовить лекарственный сбор. Взять 1 столовую ложку растительной смеси, добавить измельченные листья алоэ, залить кипятком, настаивать 40 минут. Готовый настой процедить.
Применение
Принимать по $^1/_3$ стакана 3 раза в день перед едой при нейродермитах и экземе.

Рецепт 13
Ингредиенты
Листья алоэ — 2 столовые ложки
Трава зверобоя — 3 столовые ложки

Трава шалфея — 3 столовые ложки

Листья крапивы двудомной — 2 столовые ложки

Листья подорожника — 2 столовые ложки

Трава душицы — 1 столовая ложка

Цветки календулы — 1 столовая ложка

Вода — 1 стакан

Способ приготовления

Приготовить лекарственный сбор. Взять 1 столовую ложку растительной смеси, добавить измельченные листья алоэ, залить кипятком, нагревать в течение 15 минут на водяной бане. Отвар процедить, охладить.

Применение

Принимать по $1/3$ стакана за 30 минут до еды. Средство рекомендуется для лечения витилиго.

Рецепт 14

Ингредиенты

Листья алоэ — 2 столовые ложки

Трава вербены — 2 столовые ложки

Лепестки розы — 2 столовые ложки

Трава хвоща полевого — 2 столовые ложки

Листья шалфея — 1 столовая ложка

Вода — 1 л

Способ приготовления

Взять все названные компоненты и залить кипятком.

Настаивать 30 минут, процедить.

Применение

Рекомендуется использовать для примочек на открытые раны.

Рецепт 15
Ингредиенты (в равных пропорциях)
Лист чистотела
Вазелин
Ланолин
Способ приготовления
Высушить чистотел, измельчить в порошок и перемешать с вазелином и ланолином.
Применение
Готовой мазью дважды в день смазывать бородавки.

Рецепт 16
Ингредиенты
Порошок из листьев чистотела — 1 часть
Ланолин, вазелин или топленый свиной жир — 4 части
Способ приготовления
Смешать порошок чистотела с ланолином, вазелином или топленым свиным жиром.
Применение
Готовую мазь использовать наружно при волчанке.

Рецепт 17
Ингредиенты
Свежий сок чистотела — 1 часть
Топленый свиной жир — 10 частей
Способ приготовления
Из свиного шпика вытопить жир на водяной бане, остудить до комнатной температуры и добавить свежий сок чистотела. Компоненты перемешать до получения однородной массы.

Применение
Готовую мазь применять наружно при волчанке.

Рецепт 18
Ингредиенты
Трава чистотела — 1 столовая ложка
Вода — 500 мл
Способ приготовления
Сырье измельчить, залить горячей водой и настаивать в течение 8—12 часов. Готовый настой процедить.
Применение
При волчанке принимать 3 раза в день по полстакана в качестве средства, дополняющего наружное применение мазей.

Рецепт 19
Ингредиенты
Трава чистотела
70%-ный спирт или водка
Способ приготовления
Бутыль из темного стекла заполнить на одну треть свежесобранной измельченной травой чистотела и залить спиртом или водкой в пропорции 1 : 3.

Затем посуду плотно укупорить и поставить в темное прохладное место на 10 суток, затем процедить.
Применение
Готовой настойкой смазывать участки кожи, пораженные герпесом.

Рецепт 20
Ингредиенты
Трава чистотела — 1 часть
50%-ный спирт — 2 части
Вазелин или ланолин — 3 части
Способ приготовления
Траву чистотела тщательно измельчить, залить спиртом и поставить настаиваться в темное прохладное место. Через 10–12 дней готовую настойку процедить, сырье отжать. Затем перемешать настойку с равным количеством ланолина или вазелина до образования однородной эмульсии.
Применение
Готовым средством ежедневно смазывать пораженную грибком кожу стоп. Наружное лечение сочетать с ежедневным приемом внутрь спиртовой настойки чистотела — по 20 капель, разведенных в 100 мл воды.

Рецепт 21
Ингредиенты
Сок чистотела
Применение
Ежедневно 4–5 раз смазывать пораженные грибком участки кожи свежим соком чистотела.

Рецепт 22
Ингредиенты
Трава чистотела — 2 столовые ложки
Лист березы повислой — 6 столовых ложек

Трава нивяника обыкновенного — 5 столовых ложек

Трава клевера лугового — 5 столовых ложек

Лист лопуха — 4 столовые ложки

Корневища пырея — 4 столовые ложки

Трава хвоща полевого — 4 столовые ложки

Трава горца птичьего — 4 столовые ложки

Лист крапивы двудомной — 4 столовые ложки

Трава репейника волосистого — 3 столовые ложки

Трава душицы — 2 столовые ложки

Вода — 5 л

Способ приготовления

200 г сухого сырья пересыпать в неокисляющуюся посуду, залить водой, поставить посуду на огонь и довести до кипения под крышкой. Затем дать смеси настояться в течение 45−60 минут, после чего процедить.

Применение

При дерматите готовый настой использовать для принятия ванны. Температура воды — 36−38 °C, продолжительность процедуры — 15 минут.

Ванны с лекарственными травами рекомендуется принимать не чаще 2−3 раз в неделю.

Рецепт 23
Ингредиенты
Трава чистотела — 2 столовые ложки
Трава душицы — 2 столовые ложки

Трава репейника волосистого — 3 столовые ложки

Трава горца птичьего — 4 столовые ложки

Лист крапивы двудомной — 4 столовые ложки

Трава хвоща полевого — 4 столовые ложки

Лист лопуха большого — 4 столовые ложки

Корневища пырея — 4 столовые ложки

Трава клевера лугового — 5 столовых ложек

Трава нивяника обыкновенного — 5 столовых ложек

Лист березы повислой — 6 столовых ложек

Вода — 5 л

Способ приготовления

Отмерить 200 г растительного сырья и залить горячей водой в глубокой посуде. Затем поставить смесь на огонь, довести до кипения под крышкой и настаивать в течение 45—60 минут. Готовый отвар процедить.

Применение

При нейродермите использовать для принятия общих ванн продолжительностью не более 20 минут. Температура воды — 36—38 °C.

Рецепт 24

Ингредиенты

Сок чистотела — 200 г

Борная кислота (порошок) — 40 г

Яичные белки — 4—5 шт.

Натуральный мед — 100 г

Аптечный солидол — 50 г

Способ приготовления

Ингредиенты смешать до получения однородной массы.

Добавить в смесь аптечный солидол, еще раз тщательно перемешать.

Применение

При псориазе применять наружно, нанося средство на пораженные участки кожи.

Рецепт 25

Ингредиенты

Порошок из листьев чистотела — 1 часть

Вазелин — 1 часть

Способ приготовления

Компоненты перемешать.

Применение

При псориазе мазью ежедневно обрабатывать пораженные участки кожи.

Рецепт 26

Ингредиенты

Трава чистотела — 1 столовая ложка

Корневища валерианы — 1 столовая ложка

Трава чабреца — 2 столовые ложки

Цветки календулы — 2 столовые ложки

Трава черноголовки — 2 столовые ложки

Кора белой ивы — 3 столовые ложки

Семя льна — 4 столовые ложки

Трава зверобоя продырявленного — 3 столовые ложки

Трава клевера лугового — 4 столовые ложки

Вода — 5 л

Способ приготовления

Все компоненты сбора измельчить, тщательно перемешать, отмерить 150 г сухого сырья, сложить в неокисляющуюся посуду и залить водой. Затем поставить посуду на огонь, закрыть крышкой, довести до кипения и пропаривать в течение 3—5 минут.

Горячую смесь снять с огня, дать средству настояться в течение 45—60 минут, после чего процедить.

Применение

При псориазе использовать для принятия общей ванны. Температура воды — 31—35 °C, время процедуры — 15—20 минут. Курс лечения — 2 недели.

Рецепт 27

Ингредиенты

Трава чистотела — 10 г

Вода — 200 мл

Способ приготовления

Сухую траву чистотела залить крутым кипятком и настаивать не менее 20 минут, после чего процедить.

Применение

При себорее настой втирать в кожу головы 1—2 раза в день.

Рецепт 28

Ингредиенты

Свежесобранная трава чистотела — 500 г

Вода — 3 л

Способ приготовления

Свежую траву чистотела измельчить, заварить кипятком и настаивать в течение 45—60 минут, процедить.

Применение

Готовый настой использовать для принятия общей ванны в качестве бактерицидного и противовоспалительного средства при сыпи.

Офтальмологические заболевания

Рецепт 1

Этот метод лечения бельма был предложен Авиценной.

Ингредиенты (в равных пропорциях)

Свежий сок чистотела

Пчелиный мед

Способ приготовления

Смешать указанные компоненты и нагревать на медленном огне до тех пор, пока жидкость не приобретет однородную консистенцию.

Образующуюся пену периодически снимать. Готовому средству дать остыть.

Применение

Смазывать средством веки.

Рецепт 2

Ингредиенты

Настой травы чистотела

Порошок высушенных корней чистотела

Применение

Ежедневно закапывать в глаза настой травы чистотела по 1–2 капли. На ночь присыпать больной глаз порошком из высушенных корней.

Рецепт 3
Ингредиенты

Трава чистотела — 1 чайная ложка

Вода — 100 мл

Способ приготовления

Приготовить отвар из сухой травы чистотела и воды. Дать средству настояться в течение 1–1,5 часа.

Применение

Закапывать средство в глаза либо использовать наружно в качестве примочек. Использовать при близорукости, а также для того, чтобы избавиться от «кругов» под глазами, связанных с усталостью или каким-либо соматическим недугом.

Рецепт 4
Ингредиенты

Свежий сок чистотела — 1 часть

Вода — 1 часть

Способ приготовления

При помутнении хрусталика развести свежий сок чистотела кипяченой водой комнатной температуры.

Применение

Готовое средство использовать в качестве компресса, накладывая его на ночь на веко.

Курс лечения обычно составляет от 10 до 15 процедур.

Заболевания полости рта

Рецепт 1
Ингредиенты
Трава чистотела — 2 чайные ложки
Трава мелиссы (лимонной мяты) — 2 столовые ложки
Вода — 200 мл
Способ приготовления
Указанное количество сухого сырья залить крутым кипятком и настаивать под крышкой не менее 3–3,5 часа. Готовый настой процедить.
Применение
Употреблять при гингивите для полоскания рта 2 раза в день, утром и вечером.

Рецепт 2
Ингредиенты
30%-ная настойка чистотела — 1 столовая ложка
Глицерин — 1 столовая ложка
Способ приготовления
Спиртовую настойку травы чистотела смешать с глицерином до образования однородной эмульсии.
Применение
Полученным средством смазывать десны 1–2 раза в день. При отсутствии глицерина можно заменить его рафинированным оливковым маслом. Эффективно при пародонтите.

Рецепт 3
Ингредиенты
Свежий сок чистотела
Применение
Нанести сок чистотела на марлевую салфетку и использовать в качестве компресса на пораженные участки десен при пародонтозе. Процедуры не должны продолжаться более 1–2 минут, т. к. при длительном воздействии сок чистотела способен вызвать ожоги слизистой.

Болезни опорно-двигательного аппарата

Рецепт 1
Ингредиенты
Трава чистотела — 1 столовая ложка
Трава тимьяна ползучего — 1 столовая ложка
Трава полыни — 1 столовая ложка
Трава зверобоя продырявленного — 1 столовая ложка
Трава тысячелистника — 1 столовая ложка
Сосновые почки — 1 столовая ложка
Цветки ромашки — 1 столовая ложка
Цветки календулы — 1 столовая ложка
Масло подсолнечное или оливковое рафинированное — по необходимости
Вода — по необходимости
Способ приготовления
Сухие компоненты измельчить, залить подсолнечным или оливковым рафинированным маслом в пропорции 1 : 2 и прогревать на

водяной бане 6 часов. Затем снять средство с огня, влить по каплям немного воды, после чего остудить и процедить.

Применение

Готовую смесь применять при остеохондрозе наружно в качестве средства для растирания. Хранить в темном прохладном месте.

Рецепт 2

Ингредиенты

Трава чистотела — 1 чайная ложка

Вода — 200 мл

Способ приготовления

Сухую траву чистотела залить крутым кипятком и настаивать под крышкой в течение 45–60 минут. Готовый настой процедить.

Применение

Принимать при полиартрите 3 раза в день по 1 столовой ложке независимо от приема пищи.

ЛЕКАРСТВЕННЫЕ РАСТЕНИЯ В КОСМЕТОЛОГИИ И КУЛИНАРИИ

Лечебная косметика

Средства для ухода за волосами

Шампунь с персиковым маслом и желтками

Ингредиенты

Настой травы чистотела — 100 мл

Настой листьев крапивы — 200 мл

Яичные желтки — 4 шт.

Масло персиковое — 1 столовая ложка

Туалетная вода (для запаха) — 1 чайная ложка

Способ приготовления

Настой крапивы смешать с настоем чистотела. Затем добавить к смеси желтки, масло и туалетную воду. Получившуюся массу взбить и использовать для мытья волос.

Шампунь с чистотелом и березовым соком

Ингредиенты

Трава чистотела — 2 чайные ложки

Лист крапивы — 2 чайные ложки

Березовый сок — 200 мл

Яичные желтки — 2 шт.

Вода — 100 мл

Способ приготовления

Сухую траву чистотела и листья крапивы залить крутым кипятком и дать настояться в течение получаса.

Готовый настой процедить, долить кипяченую воду до первоначального объема. К готовому настою трав добавить березовый сок.

В отдельной посуде растереть яичные желтки и нанести на волосы. Через 3–5 минут ополоснуть волосы смесью настоев трав и березового сока.

Шампунь с водкой
Ингредиенты
Сухие листья крапивы двудомной — 2 столовые ложки
Свежая трава чистотела — 1 столовая ложка
Вода — 0,5 л
Водка или 70%-ный спирт — 1 чайная ложка
Шампунь для сухих волос
Способ приготовления
Сухие листья крапивы смешать со свежей измельченной травой чистотела, заварить крутым кипятком и прогревать на водяной бане в течение 10–12 минут.

Дать настою остыть, процедить и соединить с водкой и шампунем. Готовое средство использовать для мытья волос.

Маска со ржаным хлебом для нормальных и жирных волос
Ингредиенты
Трава чистотела — 1 столовая ложка
Лист шалфея — 1 столовая ложка
Лист подорожника — 1 столовая ложка
Трава душицы — 1 столовая ложка
Лист крапивы двудомной — 1 столовая ложка
Цветки ромашки полевой — 1 столовая ложка

Ржаной хлеб

Вода — 400 мл

Способ приготовления

Лекарственные травы смешать, залить крутым кипятком и настаивать под крышкой в течение 45–60 минут.

Готовый настой процедить и перемешать с мякишем ржаного хлеба до образования однородной кашицы. Готовое средство нанести на кожу головы и волосы, надеть полиэтиленовую шапочку и обвязать голову полотенцем. Маску держать не менее 15 минут, после чего смыть с шампунем.

После мытья ополоснуть волосы теплой водой с добавлением 1 столовой ложки яблочного уксуса.

Маска от перхоти из чистотела и ржаного хлеба

Ингредиенты

Трава чистотела — 1 столовая ложка

Вода — 100 мл

Мякиш ржаного хлеба — 300 г

Способ приготовления

Сухую траву чистотела заварить крутым кипятком и настаивать в течение 20 минут.

Готовый настой процедить, соединить с раскрошенным хлебным мякишем и оставить на 5–10 минут. Затем массу перемешать, нанести на влажные волосы и кожу головы, обернуть голову полиэтиленом и обвязать полотенцем. Спустя 25–30 минут смыть маску теплой водой без шампуня.

Маска от перхоти с репейным маслом и настоем чистотела

Ингредиенты

Сок чистотела — 2 столовые ложки

Репейное масло — 100 мл

Способ приготовления

Смешать сок чистотела с репейным маслом, втереть средство в кожу головы, надеть купальную шапочку и обернуть голову полотенцем. Маску держать не менее 1 часа, после чего вымыть волосы с шампунем.

Маска от перхоти с настойкой из трав

Ингредиенты

Трава чистотела — 3 столовые ложки

Трава зверобоя продырявленного — 3 столовые ложки

Лист мать-и-мачехи — 3 столовые ложки

Лист крапивы двудомной — 3 столовые ложки

Трава тысячелистника — 3 столовые ложки

Вода — 300 мл

Водка — 200 мл

Способ приготовления

Указанное количество растительного сырья поместить в неокисляющуюся посуду, залить кипятком и настаивать не менее 8 часов. Затем настой сцедить, а оставшуюся растительную массу залить водкой.

Через 8 часов настойку процедить, соединить с водным экстрактом трав и нанести готовый состав на волосы.

Через 25—30 минут маску смыть без применения шампуня.

Курс лечения — 5 дней.

Маска с корой дуба
Ингредиенты
Трава чистотела — 1 часть

Лист крапивы двудомной — 1 часть

Трава тысячелистника — 1 часть

Трава зверобоя — 1 часть

Кора дуба — 1 часть

Яичный белок — 1 шт.

Вода — 200 мл

Способ приготовления
Растительные компоненты перемешать, отмерить 1 столовую ложку, заварить крутым кипятком и пропаривать на водяной бане в течение 45—60 минут.

Готовый отвар остудить и процедить. Затем влить в отвар яичный белок, тщательно перемешать и нанести смесь на волосы. Маску держать 15—20 минут, после чего смыть теплой водой без мыла.

Маска от перхоти с растительным маслом и чистотелом
Ингредиенты
Трава чистотела — 1 столовая ложка

Растительное масло — 100 мл

Вода — 250 мл

Способ приготовления
Сухую траву чистотела заварить кипятком и настаивать под крышкой в течение получаса.

В отдельную посуду налить растительное масло и кипятить его на водяной бане в течение 3—5 минут.

Когда масло немного остынет, добавить в него 2 столовые ложки водной вытяжки чистотела и тщательно перемешать. Готовое средство втереть в кожу головы и держать не менее получаса. Затем вымыть голову теплой водой с шампунем. Эта маска не только помогает избавиться от перхоти, но и способствует укреплению волосяных луковиц.

Маска с чистотелом и календулой
Ингредиенты
Трава чистотела — 1 столовая ложка
Цветки календулы — 1 столовая ложка
Растительное масло — 2 чайные ложки
Яичные желтки — 2 шт.
Способ приготовления
Из травы чистотела и цветков календулы приготовить настой (см. выше).

Отмерить 2 столовые ложки готового настоя, смешать с растертыми яичными желтками и растительным маслом. Смесь взбить вилкой до получения однородной эмульсии, нанести на мокрые волосы и держать 15 минут. Затем маску смыть теплой водой с мягким шампунем.

Маска с календулой
Ингредиенты
Трава чистотела — 2 столовые ложки
Корень календулы — 2 столовые ложки

Цветки календулы — 2 столовые ложки
Соплодия хмеля — 3 столовые ложки
Вода — 1 л
Способ приготовления
Растительное сырье залить кипятком, поставить на огонь и пропаривать на краю плиты в течение 10–12 минут, после чего сразу же процедить.

Когда отвар остынет, ополоснуть им волосы и некоторое время массировать кожу головы. Затем оставить средство на волосах на полчаса, после чего смыть его теплой водой без мыла.

Маска с касторовым маслом для сухих волос
Ингредиенты
Трава чистотела — 1 чайная ложка
Корень лопуха — 2 чайные ложки
Касторовое масло — 1 столовая ложка
Яичный белок — 1 шт.
Вода — 100 мл
Способ приготовления
Измельченные корни лопуха и траву чистотела заварить крутым кипятком и дать настояться в течение 45–60 минут. Готовый настой процедить. Затем смешать 3 чайные ложки настоя с касторовым маслом и яичным белком.

Смесь тщательно перемешать и нанести на кожу головы и волосы.

Маску оставить на полчаса, затем смыть без применения шампуня.

Белковая маска для жирных волос
Ингредиенты

Трава чистотела — 1 часть

Трава тысячелистника — 1 часть

Лист крапивы двудомной — 1 часть

Трава зверобоя продырявленного — 1 часть

Кора дуба — 1 часть

Яичный белок — 1 шт.

Вода — 200 мл

Способ приготовления

Растительные компоненты перемешать, отмерить 1 столовую ложку смеси, заварить 200 мл кипящей воды и пропаривать на водяной бане не менее 45 минут. Дать смеси остыть до комнатной температуры, процедить сквозь марлю и добавить к жидкости яичный белок. Готовое средство нанести на кожу головы и волосы и оставить на 20 минут, после чего остатки маски смыть прохладной водой без мыла.

Мазь из трав
Ингредиенты

Трава чистотела — 1 часть

Трава зверобоя — 1 часть

Трава тимьяна ползучего — 1 часть

Трава тысячелистника — 1 часть

Трава полыни — 1 часть

Лист мяты перечной — 1 часть

Сосновые почки — 1 часть

Цветки календулы — 1 часть

Корень солодки — 1 часть

Масло оливковое или пихтовое
Глицерин
Вода
Способ приготовления
Растительные компоненты сбора заварить крутым кипятком в соотношении 1 : 4, после чего пропарить на водяной бане. Готовый отвар процедить. Затем добавить в водный экстракт немного оливкового или пихтового масла и глицерина, тщательно перемешать и применять в качестве средства для втирания в кожу головы.

Средство для массажа кожи головы
Ингредиенты
Настой чистотела — 1 чайная ложка
Настой листьев крапивы — 1 чайная ложка
Настой лещины — 1 чайная ложка
Настой хмеля — 1 чайная ложка
Масло облепихи — 1 чайная ложка
Репейное масло — 1 чайная ложка
Масло эвкалипта — 1 чайная ложка
Розовое масло — 1 чайная ложка
Цветочная перга — 5 г
Способ приготовления
Перечисленные ингредиенты тщательно перемешать, нанести на кончики пальцев и втирать в кожу головы легкими массажными движениями, направленными снизу вверх, от висков к темени.

Процедуру рекомендуется проводить не чаще 2—3 раз в неделю.

Перед массажем волосы необходимо 2 раза вымыть с детским мылом. После процедуры еще раз вымыть голову с мягким шампунем.

Ополаскиватель от перхоти с чистотелом и корневищем лопуха
Ингредиенты
Трава чистотела — 2 столовые ложки
Корни лопуха — 500 г
Вода
Способ приготовления
Из сухой травы чистотела приготовить настой, залив лекарственное сырье крутым кипятком (100 мл) и настаивая в течение получаса. Готовый настой процедить.

Корни лопуха измельчить, выложить в неокисляющуюся посуду и залить 3 л воды. Затем поставить посуду на огонь, довести жидкость до кипения и пропаривать на краю плиты в течение 5,5—6 часов. Дать отвару остыть, процедить.

Готовые водные экстракты смешать и применять в качестве ополаскивателя при каждом мытье волос.

Ополаскиватель с крапивой и чистотелом
Ингредиенты
Трава чистотела — 2 столовые ложки
Корень лопуха — 2 столовые ложки
Лист крапивы двудомной — 2 столовые ложки
Вода — 1 л

Способ приготовления

Растительные компоненты измельчить, переложить в неокисляющуюся посуду, залить крутым кипятком и пропаривать на водяной бане в течение получаса. Готовый отвар остудить и процедить.

Применять в качестве ополаскивателя для волос после мытья головы.

Ополаскиватель с крапивой и мать-и-мачехой

Ингредиенты (в равных пропорциях)

Трава чистотела

Лист крапивы

Корневища аира

Лист мать-и-мачехи

Вода — 2 л

Способ приготовления

Растительные ингредиенты смешать в неокисляющейся посуде, залить кипятком и пропаривать на краю плиты в течение 12—15 минут.

Затем снять смесь с огня, тепло укутать и настаивать в течение 45—60 минут. Готовый настой процедить и ополаскивать волосы после каждого мытья головы.

Ополаскиватель для сухих волос с уксусом

Ингредиенты

Трава чистотела — 2 столовые ложки

Трава хвоща полевого — 2 столовые ложки

Лист крапивы двудомной — 2 столовые ложки

Лист березы повислой — 2 столовые ложки

5%-ный столовый уксус — 1 столовая ложка

Вода — 600 мл

Способ приготовления

Растительное сырье заварить крутым кипятком и дать настояться в течение 45—60 минут.

Готовый настой процедить, добавить уксус и применять в качестве ополаскивателя для волос после каждого мытья головы.

Лосьон с настойкой из трав

Ингредиенты

Трава чистотела — 2 столовые ложки

Лист крапивы двудомной — 6 столовых ложек

Трава тысячелистника — 2 столовые ложки

70%-ный спирт или водка — 0,5 л

Способ приготовления

Указанное количество растительного сырья залить спиртом и поставить настаиваться на 3 недели, после чего процедить.

По мере необходимости отливать часть настойки и разбавлять водой в соотношении 1 : 1. Готовый лосьон можно использовать ежедневно, протирая им кожу головы легкими массажными движениями.

После процедуры рекомендуется ополаскивать волосы теплой водой без мыла.

Средства для ухода за кожей лица

Лосьон от морщин

Ингредиенты

Трава чистотела — 1 чайная ложка

Трава зверобоя продырявленного — 1 чайная ложка

Цветки липы — 1 чайная ложка

Цветки ромашки полевой — 1 чайная ложка

Лист шалфея лекарственного — 1 чайная ложка

Водка или 70%-ный спирт — 1,5–2 столовые ложки

Способ приготовления

Растительное сырье смешать, заварить кипятком и оставить настаиваться в течение получаса. Готовый настой процедить, влить в жидкость водку и тщательно перемешать.

Готовым лосьоном протирать кожу лица 2–3 раза в день.

Лосьон-тоник

Ингредиенты

Трава чистотела — 1 столовая ложка

Цветки календулы — 2 столовые ложки

Лист подорожника — 2 столовые ложки

Вода — 400 мл

Способ приготовления

Указанное количество растительного сырья залить крутым кипятком и настаивать не менее 40–45 минут. Готовый настой процедить и применять 2 раза в день для протирания участков лица с жирной, пористой кожей.

Лосьон-тоник с глицерином
Ингредиенты

Трава чистотела — 1 часть

Цветки ромашки полевой — 1 часть

Трава мелиссы — 1 часть

Плоды рябины обыкновенной — 1 часть

Лист мяты перечной — 1 часть

Глицерин — 2 столовые ложки

Одеколон или туалетная вода — 2 столовые ложки

Вода — 600 мл

Способ приготовления

Свежесобранные травы измельчить, смешать, отмерить 0,5 стакана лекарственной смеси и залить ее горячей водой. Затем посуду со смесью поставить на плиту и пропаривать на медленном огне в течение получаса. Дать смеси настояться в течение 8–10 часов, после чего процедить.

В готовый отвар добавить глицерин, туалетную воду или одеколон и тщательно перемешать.

Крем с лекарственными травами и маргарином
Ингредиенты

Трава чистотела — 1 столовая ложка

Трава шалфея — 1 столовая ложка

Маргарин или спред — 2 столовые ложки

Кукурузное масло — 3 столовые ложки

Глицерин — 1 чайная ложка

Натуральный мед — 1 чайная ложка

Водка или коньяк — 2 чайные ложки

Яичные желтки — 2 шт.

Вода — 100 мл

Способ приготовления

Лекарственные травы залить крутым кипятком и дать настояться не менее 3 часов. Готовый настой процедить, сырье отжать. На водяной бане растопить маргарин или спред, добавить кукурузное масло, мед, глицерин и тщательно перемешать.

Когда смесь немного остынет, влить водку или коньяк, добавить растертые яичные желтки, 4 столовые ложки настоя трав и тщательно перемешать.

Крем ночной

Ингредиенты

Трава чистотела — 2 чайные ложки

Цветки календулы — 2 столовые ложки

Рафинированное растительное масло — 200 мл

Пчелиный воск — 1 столовая ложка

Кукурузное масло — 1 столовая ложка

Глицерин — 2 чайные ложки

Способ приготовления

Лекарственные травы измельчить, залить растительным маслом и оставить настаиваться в темном месте на 7—8 дней, ежедневно встряхивая.

Растопить пчелиный воск на водяной бане, влить в посуду с воском растительное масло, глицерин, масляную вытяжку из лекарственных трав и тщательно перемешать.

Крем витаминный

Ингредиенты

Трава чистотела — 1 столовая ложка

Лепестки майской розы — 1 столовая ложка

Лепестки жасмина — 1 столовая ложка

Листья черной смородины — 1 столовая ложка

Лист крапивы двудомной — 1 столовая ложка

Листья рябины обыкновенной — 1 столовая ложка

Зелень петрушки — 1 столовая ложка

Маргарин или спред — 1 столовая ложка

Натуральный воск — 1 чайная ложка

Соевое масло — 2 чайные ложки

Масляный раствор витамина А — 10 капель

Способ приготовления

Растительное сырье тщательно измельчить и растереть в ступке. Растопить маргарин или спред и смешать его с растопленным пчелиным воском и растертыми растительными компонентами.

Затем добавить в смесь соевое масло и раствор витамина А. Готовый крем еще раз перемешать.

Настой травы чистотела от угревой сыпи

Ингредиенты

Сухая трава чистотела — 3 столовые ложки

Вода — 0,5 л

Способ приготовления

Траву чистотела в количестве, отмеренном по рецепту, пересыпать в неокисляющуюся посуду, залить крутым кипятком и пропаривать на медленном огне под крышкой в течение 5 минут. Затем снять посуду с огня и дать средству настояться 8—10 часов, после чего процедить.

Готовый настой использовать только наружно: для протирания лица и примочек на проблемные участки кожи. Процедуры лучше проводить вечером, перед сном.

Лечение угревой сыпи можно сочетать с приемом общих ванн, если сыпь затронула кожу тела.

Для проведения общей ванны понадобится 250 г сухой или 500 г свежей травы чистотела, которую нужно заварить 3 л крутого кипятка и настаивать не менее 1 часа.

Следует использовать весь объем приготовленного настоя.

Лосьон из смеси лекарственных трав от угревой сыпи

Ингредиенты

Трава чистотела — 1 чайная ложка

Лист мать-и-мачехи — 1 чайная ложка

Цветки ромашки полевой — 1 чайная ложка

Трава тысячелистника обыкновенного — 1 чайная ложка

Водка или коньяк — 3 столовые ложки

Камфарный спирт — 1 столовая ложка

Вода — 1 стакан

Способ приготовления

Растительное сырье тщательно измельчить, залить крутым кипятком и пропаривать на водяной бане в течение 20 минут.

Готовый настой остудить и процедить. Затем добавить в жидкость водку или коньяк, камфарный спирт и еще раз перемешать.

Готовым средством протирать воспаленные участки кожи.

Перед процедурой необходимо умываться теплой водой без мыла.

Настой для жирной кожи от угревой сыпи
Ингредиенты

Трава чистотела — 5 частей

Цветки ромашки аптечной — 4 части

Лист березы повислой — 5 частей

Трава тысячелистника — 4 части

Лист мяты перечной — 3 части

Цветки календулы — 3 части

Лист шалфея — 3 части

Трава хвоща полевого — 3 части

Трава вероники — 2 части

Трава нивяника — 2 части

Вода — 300 мл

Способ приготовления

Растительные компоненты смешать в указанной пропорции, отмерить 2 столовые ложки, залить крутым кипятком и настаивать не менее 2 часов, после чего процедить. Готовым настоем протирать кожу лица с помощью ватных тампонов или марлевых салфеток.

При необходимости это средство можно применять в качестве примочек.

Лосьон отбеливающий из травы чистотела

Ингредиенты

Трава чистотела

Способ приготовления

Свежую траву чистотела тщательно вымыть, дать стечь воде, после чего пропустить через мясорубку.

Из полученной кашицы отжать сок любым доступным способом.

Готовым соком чистотела смазывать веснушки и пигментные пятна 4—5 раз в сутки. При необходимости можно протирать всю кожу лица.

Лосьон отбеливающий из чистотела и листьев одуванчика

Ингредиенты

Трава чистотела — 2 столовые ложки

Лист одуванчика лекарственного — 2 столовые ложки

Вода

Способ приготовления

Лекарственное сырье измельчить, заварить крутым кипятком и дать настояться под крышкой в течение получаса.

Готовый настой процедить и применять для протирания лица 2 раза в день, утром и вечером.

Маска отбеливающая из травы чистотела и ягод

Ингредиенты

Трава чистотела — 2 чайные ложки

Ягоды черной смородины — 2 столовые ложки

Ягоды клюквы — 2 столовые ложки

Ягоды лесной земляники — 2 столовые ложки

Настой чистотела для умывания

Способ приготовления

Свежую траву чистотела отмерить по рецепту и смешать с размятыми ягодами до получения однородной кашицы. Готовую маску наносить на проблемные зоны лица и держать 10—15 минут, после чего смывать настоем чистотела. После процедуры рекомендуется смазывать кожу лица легким питательным кремом.

Крем отбеливающий из чистотела с канифолью

Ингредиенты

Трава чистотела — 2 столовые ложки

Порошок канифоли (или сосновая смола) — 5 г

Свиной жир — 5 г

Пчелиный воск — 5 г

Способ приготовления

Сухие измельченные листья чистотела смешать с порошком канифоли. На водяной бане вытопить свиное сало и отмерить 5 г. Таким же образом растопить натуральный воск и смешать его с горячим салом. К смеси сала и воска добавить смесь порошков травы чистотела и канифоли, тщательно перемешать и остудить.

Готовос средство нанести на кожу и оставить на полчаса, после чего смыть теплой водой. Этот крем можно применять не только для выведения пигментных пятен, но и для лечения фурункулов и лишая.

Лекарственные растения в кулинарии

Как это ни удивительно, но лекарственные растения применяют не только в косметологии и медицине, но еще и в кулинарии. Заметив, что растение, например каланхоэ, полезно, человек рискнул использовать его при приготовлении пищи, и вскоре выяснилось, что блюда, в состав которых входят листья каланхоэ, обладают массой полезных свойств. Они помогают восстановить организм после тяжелой болезни, очищают кровь, нейтрализуют вредные вещества, защищают от простудных заболеваний.

Как правило, листья каланхоэ употребляют сырыми, а не высушенными. Их добавляют в винегреты и многие другие салаты. Естественно, предварительно их сначала моют, мелко режут, а затем смешивают с необходимыми ингредиентами. Для тех, кто заинтересовался этим лечебным питанием, предлагаем несколько рецептов.

Картофельный салат
Требуется:
- ✓ 4 клубня картофеля,
- ✓ 2 яблока,
- ✓ 80 г свежего зеленого горошка,
- ✓ 6 чайных ложек рубленой зелени,
- ✓ 3 чайные ложки рубленых листьев каланхоэ,
- ✓ майонез.

Способ приготовления

Картофель отварить, очистить и натереть на крупной терке. Из яблок удалить сердцевину и также натереть их на терке. Затем все составные части салата соединить вместе, перемешать, заправить майонезом, а при необходимости приправить специями и солью.

Винегрет

Требуется:
- ✓ 3 клубня картофеля,
- ✓ 1 небольшая свекла,
- ✓ 1 морковь,
- ✓ 2 соленых огурца,
- ✓ 200 г квашеной капусты,
- ✓ 40 г маринованных шампиньонов,
- ✓ 30—40 г рубленых листьев каланхоэ,
- ✓ 1 пучок зеленого лука,
- ✓ 100 г растительного масла.

Способ приготовления

Картофель и морковь отварить и мелко нарезать. Свеклу отварить, очистить от кожицы, нарезать и полить растительным маслом, чтобы она не окрашивала остальные ингредиенты. Нарезать соленые огурцы и маринованные шампиньоны. Затем все смешать, добавить квашеную капусту, каланхоэ, измельченный лук и заправить винегрет растительным маслом.

Салат «Осенний»

Требуется:
- ✓ 200 г редьки,
- ✓ ¹/₂ луковицы,

- ✓ 100 г отварного куриного мяса,
- ✓ 60 г грецких орехов,
- ✓ 30 г свежих листьев каланхоэ,
- ✓ 30 г растительного масла,
- ✓ 100 г майонеза.

Способ приготовления

Редьку тщательно промыть под струей воды, очистить ее и натереть на крупной терке. Лук нарезать и обжарить в растительном масле. Отварное мясо разделить на волокна. Грецкие орехи обжарить на сковороде, но без масла, а затем измельчить. Листья каланхоэ обмыть холодной водой, просушить и мелко нарубить. После этого подготовленные продукты поместить в одну емкость, перемешать и заправить майонезом.

Весенняя окрошка

Требуется:

- ✓ 3 стакана яблочного сока,
- ✓ 200 г отварного куриного мяса,
- ✓ 2 клубня картофеля,
- ✓ 1 соленый огурец,
- ✓ 100 г зеленого лука,
- ✓ 50 г листьев каланхоэ,
- ✓ 1 стакан сметаны,
- ✓ соль,
- ✓ сахар.

Способ приготовления

Отварное мясо мелко нарезать. Картофель очистить, отварить и нарезать кубиками. Соленый огурец нарезать соломкой. Листья каланхоэ и зеленый лук мелко нарубить. Затем все ингредиенты поместить в салатник, слегка посолить, посыпать сахаром, а затем заправить яблочным соком и сметаной.

Голубцы «Докторские»
Требуется:
- ✓ 1 небольшой кочан капусты,
- ✓ 500 г свинины,
- ✓ 3 луковицы, несколько перьев зеленого лука,
- ✓ 50—60 г листьев каланхоэ,
- ✓ 3 зубчика чеснока,
- ✓ 2 моркови,
- ✓ 1 стакан сметаны,
- ✓ 2 столовые ложки томатной пасты,
- ✓ соль,
- ✓ специи.

Способ приготовления

Кочан капусты опустить в кипяток и варить в нем 2 минуты. Затем разобрать его на листья. Сырое мясо нарезать порционными кусочками, отбить, приправить специями и солью, слегка натереть чесноком, предварительно пропущенным через чеснокодавилку. Натереть на терке морковь, нарубить лук и листья каланхоэ. После этого на каждый капустный лист поместить по куску мяса, сверху — смесь лука и каланхоэ, а также морковь. Лист свернуть конвертиком, обмотать длинным луковым перышком. Готовые голубцы уложить в гусятницу, залить сметаной, смешанной с томатной пастой, и готовить на небольшом огне.

Зеленые котлеты
Требуется:
- ✓ 0,5 кг кабачков,
- ✓ 60 г свежих листьев каланхоэ,
- ✓ 2 ломтика хлеба,
- ✓ 2 яйца,
- ✓ 1 луковица, чеснок по вкусу,
- ✓ 100 г растительного масла,
- ✓ специи,
- ✓ соль.

Способ приготовления

Кабачки помыть, натереть на крупной терке и посолить.

По прошествии 15 минут отжать и смешать с предварительно замоченной во взбитых яйцах хлебной мякотью. Лук и листья каланхоэ мелко нарезать и также добавить к общей массе.

Чеснок пропустить через чеснокодавилку. Затем котлетную массу посолить, приправить специями. Сформовать котлеты и обжарить их в растительном масле.

Закуска походная
Требуется:
- ✓ $\frac{1}{2}$ стакана риса,
- ✓ 2 яйца,
- ✓ 200 г отварного мяса,
- ✓ $\frac{1}{2}$ стакана очищенных грецких орехов,
- ✓ 1 морковь,
- ✓ 1 луковица,
- ✓ 30 г листьев каланхоэ,
- ✓ панировочные сухари,

- ✓ 50 г растительного масла,
- ✓ любые овощи: перец, баклажаны, кабачки и т. д.,
- ✓ соль.

Способ приготовления

Рис отварить в слегка подсоленной воде и откинуть на сито. Отдельно сварить яйца. Мелко нарезать мясо и яйца. Грецкие орехи пропустить через мясорубку. Морковь и лук очистить, нарезать кубиками и пассеровать в масле 15 минут.

Листья каланхоэ промыть холодной водой и мелко нарезать. Все овощи и зелень смешать с рисом, панировочными сухарями, яйцами, мясом и орехами.

Начинить этой массой любые овощи, предварительно разрезанные пополам и выдержанные 1 минуту в кипятке.

Содержание

ЛЕКАРСТВЕННЫЕ РАСТЕНИЯ В КОСМЕТОЛОГИИ И КУЛИНАРИИ

Практическое издание
Природный защитник

Алоэ, чистотел, каланхоэ
Лучшие рецепты народной медицины

Составитель Юлия Николаевна Николаева

Генеральный директор издательства *С. М. Макаренков*

Ведущий редактор *М. М. Степанова*
Выпускающий редактор *Л. А. Данкова*
В оформлении обложки использованы материалы:
*NREY / shutterstock.com, jocic / shutterstock.com,
i9370 / shutterstock.com*
Художественное оформление: *Е. Л. Амитон*
Компьютерная верстка: *Т. М. Мосолова*
Корректор *О. В. Круподер*
Изготовление макета: *ООО «Прогресс РК»*

Подписано в печать 29.04.2011 г.
Формат 84×108/32. Гарнитура «Mysl». Печ. л. 6,0.
Тираж 5000 экз.
Заказ № 3647

Адрес электронной почты: info@ripol.ru
Сайт в Интернете: www.ripol.ru

ООО Группа Компаний «РИПОЛ классик»
109147, г. Москва, ул. Большая Андроньевская, д. 23

Отпечатано в типографии ООО «КубаньПечать».
350059, г. Краснодар, ул. Уральская, 98/2